Dietmar Schenk

Synergemo – Der Quantencode

Dietmar Schenk

Synergemo
Der Quantencode

Sich neu zentrieren mit den vier Polen

///////////////////////// SILBERSCHNUR /////////////////////////

Hinweis:

Die Angaben in diesem Buch sind nach bestem Wissen und Gewissen zusammengestellt. Die beschriebenen Methoden und Mittel stehen in keinem direkten Zusammenhang mit schulmedizinischen Erkenntnissen oder Anwendungsmethoden sowie -ansätzen und möchten auch nicht als solche verstanden werden. Sie sind weder ein Ersatz für Medikamente noch für irgendwelche ärztliche oder psychotherapeutische Behandlungen. Hinsichtlich des Inhaltes dieses Werkes und der darin dargestellten Resultate geben der Verlag und der Autor weder indirekte noch direkte Gewährleistungen. Demzufolge können und sollen die Inhalte dieses Buches keinen Arztbesuch ersetzen und stellen keine Anleitung zur Selbstdiagnose dar. Empfehlungen hinsichtlich Diagnoseverfahren, Therapieformen oder Ähnlichem werden nicht gegeben. Autor und Verlag übernehmen somit keinerlei Haftung.

ISBN: 978-3-89845-309-7

1. Auflage 2010

Gestaltung & Satz: XPresentation, Güllesheim
Druck: Finidr, s.r.o. Cesky Tesin

Verlag »Die Silberschnur« GmbH · Steinstr. 1 · 56593 Güllesheim
www.silberschnur.de · E-Mail: info@silberschnur.de

Inhaltsverzeichnis

Einleitung

Dieses Buch ist eine wahre Rarität, denn es besteht aus zwei Teilen. Herzlichen Glückwunsch zu diesem Schnäppchen!

Was sind das für zwei Teile?

Im ersten Teil erkläre ich Ihnen die neuesten Erkenntnisse aus dem Bereich der Quantenphysik. Menschen, die sich bereits mit dieser Materie befasst haben, werden viel Neues kennen lernen, aber auch Althergebrachtes in Erinnerung gerufen bekommen. Für die neu Hinzugekommenen ist es daher nicht so wichtig, bereits Vorkenntnisse zu besitzen. Sie werden so in die neue Materie eingeführt, dass auch sie etwas mit den Inhalten anfangen können.
Diese Einführung umfasst die Erklärung des Quantencodes und der Karte, mit der dieser Quantencode ausgeführt werden kann.

Und damit bin ich bereits beim zweiten Teil des Buches angelangt, denn neben den Erklärungen finden Sie im Anhang noch eine gedruckte Karte. Zugegeben, diese Karte ist von der Produktionsweise her nicht identisch mit der auf dem Markt erhältlichen *Synergemo®-Card*. Aber, und da können Sie gewiss sein, sie erfüllt ihren Zweck so gut, dass Sie erkennen können, welch unglaubliche Macht in *Synergemo* steckt, dem Interface zum Quantencode. Als ich die *Synergemo®-Card* entwickelte, musste ich mich ebenfalls mit einem solchen

Dummy zufriedengeben, bis ich mir sicher war, dass sie wirkt, und die Karte in Produktion geben konnte. Und wenn Sie, liebe Leserin, lieber Leser, von der Karte überzeugt sind und ihren Nutzen für sich erkannt haben, dann haben Sie die Möglichkeit, eine »richtige« Karte vergünstigt bei uns bestellen zu können. Dazu finden Sie am Ende des Buches die Kontaktdaten.

Synergemo®-Card wird in diesem Buch vorgestellt mit dem Ziel, dass möglichst viele Menschen möglichst schnell davon Kenntnis erhalten und den unleugbaren Nutzen auf kürzestem Weg für sich entdecken können. Sie wurde als Plattform für eine direkte Verbindung zur vierten Dimension entwickelt und gestattet es JEDEM Menschen, sofort die Kraft zu spüren, die darin steckt. Wer sie zur Hand nimmt, spürt ein Kribbeln, zumindest in den Daumen, wie beim Anfassen eines schwach elektrischen Leiters. Dieses Kribbeln ist bereits ein Anzeichen dafür, dass der in diesem Buch beschriebene Vierpol – er beinhaltet den Quantencode – aktiviert wird, und damit lassen sich schlechte Gedanken, Gefühle, Themen, ja sogar Schmerzen auflösen. Wer die Arbeit der Karte besonders intensiv erleben möchte, wird sie im Stehen benutzen – jedoch nicht, ohne sich vor einem Sessel oder etwas anderem zu positionieren, was ihn eventuell auffangen könnte, denn viele Anwenderinnen und Anwender beginnen zu schwanken, und wer sich nicht gegen dieses Schwanken wehrt und ihm nachgibt (sehr zu empfehlen), kann umkippen.

ACHTUNG: *Deshalb sei an dieser Stelle gleich angemerkt, dass es zu solchen – völlig ungefährlichen – Körperreaktionen kommen kann, und weder der Verlag noch der Autor übernehmen eine Haftung für etwaige Vorkommnisse. Jede/r ist für die Anwendung der Karte selbst verantwortlich.*

Die *Synergemo®-Card* ist als Interface zum Quantencode eine schnelle Verbindung zur vierten Dimension, und sie hat die (Auf-) Gabe, aus dieser Dimension Informationen ins Leben zu holen, die das Leben schöner, leichter, angenehmer, erträglicher, erfolgreicher machen, ohne viel Drumherum. Sie wird einfach nach der in diesem Buch beschriebenen Anleitung gehandhabt, und wer es sich zur Angewohnheit macht, die Karte zu jeder Gelegenheit, in der er ihre Hilfe braucht, heranzuziehen, wird ihre unschätzbaren Dienste bald nicht mehr missen wollen.

Natürlich kann ich hier viel erzählen und behaupten, doch ist das auch alles wahr und nachvollziehbar?

Viele Wissenschaftler ziehen doch so gerne den Placeboeffekt aus dem Hut, wenn es darum geht, »unerklärliche Phänomene« wie eine Heilung durch Zuckerpillen zu erklären. Um diesem vorzubeugen, erkläre ich in diesem Buch, warum die Karte so gut wirkt und darf annehmen, dass es sich dann nicht mehr um ein »unerklärliches« Phänomen handelt, eben weil es erklärt wurde. Die *Synergemo®-Card* ist nämlich mehr als eine Zuckerpille. Wer dieses Buch durcharbeitet, wird erkennen, dass es auch keine Hexerei ist, kein Voodoo und kein Mysterium. Es ist einfach nur Quantenheilung zum Anfassen, denn durch diese Karte erhalten Sie Zugang zum Quantencode.

In der Schweiz findet zum Zeitpunkt, da das Buch geschrieben wird, ein wahrer Run auf die Karte statt. Und dass die Karte funktioniert, das haben darüber hinaus noch zahlreiche Probanden bewiesen; hierzu sind gegen Ende des Buches einige Berichte zu finden, und zwar die spannendsten, die mir zugetragen wurden.

Alle Anwender haben mit der *Synergemo®-Card* eine erweiterte Form der Quantenheilung getestet, die ich selbst entwickelt habe und *Synergemo®* nenne; was an *Synergemo* anders ist als an bisher bekannten Methoden, darauf gehe ich im Laufe des Buches ein. *Synergemo* ist als eine der Quantenheilung zugehörige Heilform Teil des sich erweiternden Bewusstseins der Menschheit. Sie macht sich aber auch uralte Kenntnisse zunutze, die von der Wissenschaft erst langsam wiederentdeckt werden, wie den Vierpol. *Synergemo* zieht nicht nur das von Herzen Gewünschte und vom reinen Bewusstsein Angezogene aus dem universellen Feld, sondern hat auch auflösenden Charakter, und sind schlechte Gedanken und Gefühle erst einmal verschwunden, dann kann das Gute viel schneller in unser Leben gelangen.

Manch einem wird es im Laufe der Lektüre dieses Buches so vorkommen, als würde ich mich öfter wiederholen. Das ist gewollt. Es ist erwiesen, dass nur einmal Gehörtes oder Gelesenes nach dreißig Tagen das Gedächtnis weitestgehend wieder verlassen hat. Nur ein bewusst redundanter Text prägt sich wirklich ein, und deshalb gehe ich immer wieder auf die wichtigsten Aspekte ein, die zum Verständnis der hier erläuterten Materie wichtig sind.

Die wichtigsten Attribute von *Synergemo* habe ich in der Einleitung bereits angesprochen. Ich werde im Buch ausführlich auf den Vierpol und die Emotionen eingehen, aber auch erwähnen, was ich im Laufe meiner Ausbildungen zum Heiler an wichtigen Erkenntnissen sammeln durfte.

Viel Spaß beim Lesen – und viel Erfolg beim Anwenden der *Synergemo®-Card* wünscht Ihnen

Dietmar Schenk

1. Kapitel

Wegbereitungen

Zur Begrüßung

Sie kennen mich nicht, habe ich Recht? Dann stelle ich mich jetzt einfach einmal kurz vor, damit Sie wissen, wer Ihnen diese Zeilen an die Hand gegeben hat. Schließlich geht es um so etwas Komplexes wie den Quantencode, und vielleicht möchten Sie im Vorfeld schon mal abwägen, ob ich überhaupt die nötigen Voraussetzungen mitbringe, um eine Behandlungsmethode wie *Synergemo* ins Leben zu rufen, bevor Sie sich die Mühe machen und dieses Buch durcharbeiten.

Vielleicht kennen Sie mich auch schon so gut, dass Sie einfach nur gespannt sind, was ich hier schreibe, und wir duzen uns sogar. Gut, dann schreibe ich nun in der Du-Form und bitte diejenigen, die mich nicht kennen, um Akzeptanz. Am Ende des Buches werden Sie – wirst du – mich und die Methode *Synergemo* so gut kennen, dass wir ohnehin beim Du landen werden. Außerdem stelle ich immer wieder fest, dass ich mit Leuten, die mich zu meinen Büchern anrufen, immer sofort per Du bin. Es ergibt sich so, ist einfach schön und vermittelt ein Gefühl der Verbundenheit. Das ganze Universum ist eins, und so sind wir alle Teil eines großen Systems, so wie die Leber Teil des Körpers ist und auch die Niere und alle anderen Körperteile. Mit allen bin ich per Du, sogar mit meinen geistigen Helfern, die viel größer sind als ich, und mit Gott.

Das Wunderbare an der Tatsache, dass alles eins, eben ein gigantischer Organismus ist, gipfelt darin, dass wir anderen zur Heilung verhelfen können. Es funktioniert genauso wie unser Immunsystem, dessen winzige Mitglieder anderen – befallenen – Zellen helfen, damit wir uns als Organismus selbst heilen können. Wenn wir anderen helfen, dann helfen wir als Zelle einer anderen Zelle, dann leiten wir Energie von einem Teil des Selbst in einen anderen, damit sie dort wirkt und Genesung bringt. Und so wie das Immunsystem als Teil unseres Körpers zum Wohl unseres gesamten Körpers beiträgt, so helfen wir dem gesamten Sein, wenn wir auch nur *einem* anderen Menschen helfen.

Du kannst auch viel für dich selbst tun, und die diesem Buch beiliegende *Synergemo®-Card* leistet dir dabei wertvolle Dienste. Wie sie wirkt und was damit alles möglich ist – all das kommt hier zur Sprache. Aber zunächst noch, wie versprochen, etwas über mich, damit wir beim Du bleiben können, und damit du mir vertrauen kannst, wenn ich behaupte: *Synergemo* ist eine Form der Quantenheilung mit ganz neuen Aspekten.

Wegstationen

Ich bin NICHT der Erfinder von *Synergemo*. Diese Methode hat es schon immer gegeben. Sie wurde uns allen vom Universum zur Verfügung gestellt und lag in einer anderen Dimension zum Abruf bereit. Ich gebe aber zu, dass *ich* es war, der das Feld *Synergemo* entdeckte und urbar machte. Dazu bedurfte es einer langjährigen Ausbildung und entsprechender Erfahrungen. Andere hätten es mit Sicherheit viel schneller hinbekommen, aber ich bin nun einmal kein Schnellmerker und brauchte diese Informationen und die Zeit, um auf *Synergemo* stoßen zu können. Da ich also nichts Besonderes bin, kann jeder solche Felder entdecken. Es muss kein heilerisches Feld sein. Alles kommt infrage. Vielleicht entdeckst du ein technisches Feld, ein biologisches, ein medizinisches, ein kosmetisches oder ein »Was-weiß-ich-für-ein-Feld«. Alles ist bereits da, denn wir leben in einem unendlichen Energiefeld. Große Teile davon sind unstrukturiert, und um sie zu formen, um ein Feld oder einen Wunsch ins Hier und Jetzt zu holen, ist nichts weiter nötig, als ein kleines bisschen von dieser Energie mithilfe unseres Geistes zu formen. Fertig.

Wenn ich sage, dass ich viel Zeit zum Lernen investierte, um *Synergemo* in die Realität zu holen, dann meine ich damit Folgendes:

1996 lernte ich im Zuge eines Seminars die Technik der Geistreise kennen. Die erste Reise dieser Art fand in einem Hotelzimmer statt, wo mich Eva, eine Heilpraktikerin, mit einer gut ausgestatteten virtuellen Werkzeugkiste durch meinen Körper führte. Ich hatte diese Meditation wegen meiner ständigen Kreuzschmerzen gebucht. Nun war ich als Maurer in meinem Körper unterwegs und bearbeitete meine Wirbelsäule. Diese präsentierte sich mir als Backsteinturm mit defektem Sockel. Es fehlten bereits Steine, andere waren locker, und der Mörtel war so porös, dass ich ihn mit einem Besen auskehren konnte. Ich arbeitete so lange an dem morschen Loch, bis alles weiß war. »Es geht darum«, so instruierte mich Eva, »dass du alles Dunkle entfernst«, und das tat ich. Dieser Hinweis ist mir bis heute im Gedächtnis geblieben, denn das ist es, was ich stets tue: Ich entferne das Dunkle und sehe zu, dass es hell wird. Dabei sind »dunkel« und »hell« nicht als schlecht oder gut zu bewerten. Es ist, wie es ist, und etwas Dunkles zeigt nur an, dass diese Energie veränderungswürdig ist. Wie auch immer: Ich verrate dir gerade ein Geheimnis, das ich noch niemand anderem erzählt habe. Es funktioniert IMMER: das Dunkle wegmanifestieren mit der Intention, dass es hell werden möge. Egal, ob ich als Geistheiler, als Schamane, als *Synergemo*-Practitioner oder Straßenkehrer arbeite: Das Dunkle muss weg. Nachdem ich also das Loch so gründlich ausgekehrt hatte, dass dieses hell und ich vollends zufrieden war, rührte ich Mörtel an und mauerte die Steine wieder ein.

Schon am nächsten Tag verschwanden meine jahrelangen Kreuzschmerzen, nachdem es erst noch einmal richtig gekracht hatte, und damit war mir die Gnade erwiesen worden, den Erfolg der Methode am eigenen Leib spüren zu dürfen.

Seither wende ich die Technik der Geistreise nicht nur bei mir selbst an, sondern auch bei anderen, und seit 1996 ist es mir auch gelungen, sie wesentlich zu verbessern. Ich habe eben gelernt, dass das Universum auf Kreativität steht. Setze sie ein, und du wirst sehen, dass einfach alles funktioniert.

1998 erhielt ich die Einweihung in den 1. Reikigrad, womit ich erstmalig meine Hände zur Anwendung einsetzte.

2006 erfuhr ich von zwei weiteren, sehr wichtigen Geheimnissen, denen beim Heilen eine große Bedeutung zukommt. Welche das sind, erfährst du in der nachfolgenden Erzählung:
Bei einem Seminar zum Synchronisieren der beiden Gehirnhälften unternahm ich wieder einmal eine geistige Reise, dieses Mal zu einem Tempel in einer anderen Dimension. Dazu traf ich an einem Strand zwei Wesen, die mich zunächst zu einem Pool

führten. Hier würde ich schwimmen dürfen, hatte Gertje, die Seminarleiterin, gesagt. »Habt Geduld und schwimmt so lange, bis sie euch zum Rauskommen auffordern. Bitte auf keinen Fall vorher den Pool verlassen.«

Das hatte sie schön gesagt. Habt Geduld! Am ersten Tag schwamm ich nach meinem Empfinden stundenlang im Pool, ohne dass ich rauszitiert worden wäre. Das kann ganz schön langweilig werden. Also verließ ich den Pool ungefragt - und fertig war die Sitzung. Das Bild verschwand, es kam kein Tempel und schon gar keine höhere Ebene. Ich blieb locker. Kein Problem, es war ja erst der erste Tag.

Am nächsten Tag klopfte ich mir nach endlos langen Minuten geistig auf die Schulter - na also, klappt doch -, denn da hatte ich es ausgehalten, auf den Befehl der Wesen zu warten. Sie stellten mir meine Frequenzen so ein, dass ich würdig genug war, den Tempel zu betreten. Es war unglaublich, aber ich spürte HÄNDE an meinem Körper. Richtige Hände. Irgendwann war die Behandlung beendet, und ich durfte zum Tempel gehen, immer darauf achtend, dass die Wesen vor mir gingen, denn sonst hätte ich wieder Ungeduld signalisiert. Schade um die Sitzung.

Mit einem daumendicken Geduldsfaden und den Wesen vor mir erreichte ich den Tempel, stieg langsam die Treppe zur Tür empor, fasste den Griff und zog.

Die Tür war zu.

Ich zog kräftiger und fand bestätigt: Die Tür war zu.

»Ich will in den Tempel!«, hörte ich mich rufen. Ich kletterte Wände hoch, pochte an geschlossene Fenster. Ich kletterte aufs Dach, suchte nach offenen Luken - vergebens. Ich pirschte mich an vergitterte Kellerlöcher ran, zerrte und rüttelte, drehte mich um, wollte die Wesen um Hilfe bitten und stellte fest: Sie waren nicht mehr da. Die Sitzung war beendet. Verflixt aber auch, ich war zu ungeduldig gewesen. Hätte ich doch nur darauf gewartet, dass sie mir die Tür öffneten, anstatt forsch die Initiative zu ergreifen ...

Aber da waren ja noch mehr Tage vor mir, und täglich gab es zwei Sitzungen. Schon am nächsten Tag wurde ich enttäuscht, denn da kamen die Wesen erst gar nicht.

Am vorletzten Tag schwamm ich gemütlich im Pool umher und genoss die Stille. Die Wesen leisteten mir Gesellschaft, und wir unterhielten uns wie Milliardäre im Schwimmbecken einer Villa. Es fehlte an nichts. Irgendwann klatschten sie mir ihre Hände an die Brust und sagten: »Komm, lass uns gehen.« Wir verließen das Wasser. Ich trocknete mich mit einem flauschigen, nach Kräutern duftenden Handtuch ab und *ließ mich bereitwillig und geduldig* zum Tempel führen.

Wir standen lange vor der Treppe, und ich scharrte mit dem Fuß im Kies wie ein Huhn im Sand. Dann endlich öffnete sich die Tür, und wir gingen hinein. Ich hatte noch nie eine solch schöne Halle gesehen. Sie leuchtete in Orange. Von hier aus sollte es mir möglich sein, in einem Lichtstrahl eine höhere Seinsebene zu erreichen. Sogleich nahm die Imagination einen scientifistischen Touch an, denn zu dritt gingen wir zu einer Glassäule und stellten uns hinein. Ich musste an die Technik des Beamens denken, wie sie in Scifi-Raumschiffen angewendet wird. Erneut wurde meine Geduld geprüft, doch dann kam das Licht. Ich bat es, mich auf die nächste Ebene zu bringen, und dieses Mal hatte ich Erfolg. Hier oben konnte ich Fragen stellen, und sie wurden mir beantwortet.

Hast du die Botschaft dieses Berichts erkannt? Sie heißt: Geduld. Und damit verrate ich dir den zweiten wichtigen Aspekt beim

Entdecken und Heilen: Wir können nichts erzwingen. Egal, ob wir als Geistheiler, Schamane, Quantenheiler oder sonst wie unterwegs sind: Nichts funktioniert, wenn wir es übers Knie brechen wollen, und nichts lässt sich beschleunigen. Sei einfach gewiss, dass das, was du tust, fruchten wird.

Für die Gewissheit, dass es funktionieren wird, wird das dritte Geheimnis angewendet: Vertrauen. Die geistige Welt ist absolut verlässlich, und es gibt keinen Grund zu zweifeln. Wenn sie versprechen, dich in den Tempel zu bringen, dir beim Heilen zu helfen usw., dann kannst du dich auf ihr Wort verlassen.

2007 gönnte ich mir eine Ausbildung zum Geistheiler. Das war faszinierend, denn ich betrat ein ganz neues Feld. Ich musste es nicht erst in anderen Dimensionen entdecken, das hatten schon andere vor mir getan. Und wenn ich mir diesen speziellen Entdecker und seine Biografie anschaute, dann spürte ich so etwas wie Hochachtung vor ihm. Er hatte erreicht, was ich gerne einmal erreichen würde. Das spürte ich. Ein neues, großes Ziel tauchte blubbernd aus trüben Wassern auf. Nur, auf dem Gebiet der Geistheilung brauchte ich das wohl nicht mehr zu probieren. Da gab es bereits (mindestens) eine Koryphäe.

Ich absolvierte also die Ausbildung und kniete mich mächtig rein in die Materie, war Feuer und Flamme, behandelte Familienmitglieder und Freunde, traf den Meister persönlich, unterhielt mich mit ihm. Letztendlich arbeitete ich gar ehrenamtlich als Redakteur für seinen »Heilspiegel«, Deutschlands erstes Heilermagazin. Doch als ich für mich empfand, dass meine Wahrnehmung eine andere Richtung einschlug und sich von der Geistheilung entfernte, zog sich der Liebe predigende Pionier zurück und kappte die Verbindung – ohne das kleinste Dankeschön für meine kostenlose Arbeit. Was mich zunächst ziemlich ärgerte, sehe ich heute ganz anders. Dieser Geistheiler hatte mir nämlich nicht nur wichtige

Dinge für mein Leben als Heiler beigebracht, sondern er hat mir auch gezeigt, dass Menschen, denen man begegnet und die nur für das persönliche Wachstum wichtig sind, nach Erfüllen ihrer Aufgabe wieder aus dem Leben verschwinden können (nicht müssen). Wir sollten uns nicht grämen, wenn jemand plötzlich nichts mehr von uns wissen möchte. Etliche solcher Lehrer haben meinen Dunstkreis gestreift und sind wieder gegangen, oft ohne dass ich verstand, warum sie sich zurückgezogen haben. Heute weiß ich: Sie alle hatten ihre Aufgabe erledigt, und dafür bin ich ihnen dankbar. Es gibt keinen Grund, ihnen nachzutrauern oder sie mit Gedanken zu verfolgen. Ganz gewiss habe ich mich ebenfalls von anderen entfernt. Da muss kein böser Wille dahinter stecken.

Wie bereits gesagt peilte meine Wahrnehmung eine andere Richtung an, und so geriet ich **Ende 2007** an die Schamanen. Ich wollte einfach mehr wissen, als die Geistheilung mir beibringen konnte, wollte meine heilende Tätigkeit mit geistigen Reisen verbinden, was ich ja schon konnte, und so schloss sich der Kreis. Darüber war ich sehr froh, konnte ich damit doch eine ganz neue Methode entwickeln. Sie wird in meinem Buch *Der Neuzeitschamane* (Silberschnur 2009) beschrieben.

2009 Als ich Anfang 2009 von *Matrix Energetics* hörte, wurde mein Pioniergeist erneut geweckt. Ich besuchte die entsprechenden Kurse, war begeistert und dachte: »Mann, so etwas würde ich auch gerne mal entwickeln!« Ich hatte mich schon immer für Dinge interessiert, die mich über den intellektuellen Tellerrand blicken ließen, hatte Bücher über Quantenmechanik, das Gehirn, Psychologie und die Psyche in meinem Regal, und jetzt auf einmal sollte das alles zusammenpassen, worüber ich ein gewisses Basiswissen angesammelt hatte! Nebenbei bemerkt: Ich hatte nicht den Tipp erhalten, ein solches Seminar zu besuchen. Vielmehr erzählte mir jemand (mit dem ich inzwischen auch keinen Kontakt mehr habe) von der neuen Technik. So spielt das Leben. Es weiß, was gut für uns ist, und wirft uns Brocken vor die Füße. Aufheben müssen wir sie selbst.

Hinweise vom Universum

Ein weiterer Brocken, den ich aufheben durfte, war ein Buch über Persönlichkeitsentwicklung. Immer wenn ich beim Online-Buchversand Amazon reinschaute, präsentierte sich mir dieser Schmöker, und irgendwann dachte ich mir: Das kann doch wohl kein Zufall sein, den bestelle ich mir jetzt einfach. Du wirst es schon erahnen: Das Buch erhielt genau die Informationen, die die Basis für *Synergemo* bilden.

Schön, nicht? Immerhin hatte ich mein Ziel erreicht und auch etwas auf die Beine gestellt, so etwas wie *Matrix Energetics*, auf das ich stolz sein konnte. Aber wenn ich ehrlich war, ließ *Synergemo* noch sehr zu wünschen übrig. Es war nicht einfach so wie bei Dr. Bartlett, bei dem Menschen unter seinen Händen zusammenklappten, und fertig war die Methode. Da fehlte das gewisse Etwas, das ganz Neue, der Knackpunkt, den keine andere Methode verwendet ...

Der Knackpunkt

Er wurde mir präsentiert, als ich mit meinem Laptop im Wald saß und arbeiten wollte. Doch an jenem warmen, sonnigen, mit Vogelgezwitscher erfüllten Tag kam ich nicht dazu, einen klaren Gedanken zu fassen. Erstens rüttelten Baumaschinen, die in der Nähe buddelten, an meinem Nervenkostüm, und zweitens grübelte ich immer noch über den Knackpunkt nach, der *Synergemo* von anderen Quantenheilmethoden unterscheiden würde, etwas, das *Synergemo* sehr wertvoll machen würde - und einzigartig. Als dann auch noch der Akku schwächelte, packte ich zusammen und fuhr nach Hause. Dort kam mir der Gedanke an ein Schriftstück, das ich mir aus dem Schrank klaubte. Es lag genau unter einer Ausgabe des Magazins *Co.med*, und als ich dieses in die Hand nahm, sprang mir förmlich eine Überschrift in die Augen: Medizin und Quantenheilung. Ich vergaß, was ich wirklich wollte, und vertiefte mich in den Artikel. Ihm entnahm ich die Basis für *Synergemo*, jene Information, die diese Methode so einzigartig macht.

Mehr dazu im nächsten Kapitel.

Vorher noch einmal eine kurze Zusammenfassung über jene Punkte, die man als Heiler/in und generell im Umgang mit Synergemo beherzigen sollte:

Was dunkel ist, wird transformiert. Es ist wichtig, dass das, woran wir arbeiten, hell wird. Du wirst weiter hinten noch erfahren, dass es keine sichtbaren Energien sein müssen, die wir umwandeln. Auch »fühlbare schlechte Gefühle«, also vom Anwender erspürbare negative Emotionen beim Klienten gehören dazu.

Wir brauchen Geduld. Ohne Geduld kein Ergebnis. Unsere schon zur Gewohnheit gewordene Alltagshast ist völlig fehl am Platz. Wer jemanden, und sei es sich selbst, mit *Synergemo* oder jeder anderen Methode helfen möchte, der sollte seine Uhr ausziehen und ganz schnell vergessen, was er noch alles zu erledigen hat. Nimm dir Zeit. Damit will ich allerdings nicht sagen, dass es Stunden dauert, jemandem zu helfen.

Synergemo zeichnet sich dadurch aus, dass schlechte Gefühle sich bereits nach Minuten verflüchtigen. Arbeitest du auch noch mit anderen Methoden, z. B. als Geistheiler oder Schamane, dann wirst du erfreut sein zu hören, dass *Synergemo* deine normale Behandlungszeit um bis zu 50 Prozent verkürzen kann, vielleicht sogar noch mehr.

Geduld erreichen wir am einfachsten, wenn es uns gelingt, den Verstand außen vor zu lassen und nur mit dem reinen Bewusstsein zu arbeiten. Wenn wir darüber nachgrübeln, wie lange etwas noch dauern könnte und ob das, was wir empfangen, auch wirklich sein kann, dann ist der ersehnte Erfolg bereits mit Zweifeln behaftet. Darauf komme ich in einem späteren Kapitel noch einmal zu sprechen.

Lege allen Groll ab, den du – vielleicht nur wegen Kleinigkeiten – gegen andere oder das Leben hegst. Das ist die Botschaft aus meiner Ausbildung zum Geistheiler. Es ist nicht wichtig, das Energiesystem des Menschen genau zu kennen oder irgendwelche Methoden perfekt anwenden zu können. Es kommt sowieso nur auf die Intention an, die Intention zu helfen. Dabei wird alles andere zur Nebensache. Die Intention kann aber nur greifen, wenn die Gedanken ruhig sind und sich nicht mit Nonsens beschäftigen, denn dann richtest du die Intention auch auf Nonsens aus. Nimm Synergemo als spannenden Film, bei dem du nichts anderes um dich herum wahrnimmst – *Synergemo* ist spannend genug.

Und zu guter Letzt: Sei kreativ, auch und vor allem beim Benutzen der *Synergemo®-Card*. Nimm dieses Buch nicht als Schaltplan für ein hochkompliziertes elektronisches Gerät. Betrachte es vielmehr als Wegweiser, der dir die Richtung zeigt, und gehe den Weg selbst. Du bist keine Lokomotive, die auf Schienen fährt, sondern hast die Möglichkeit, links und rechts vom Weg durch die Wiesen und Wälder zu streifen. Nur eines solltest du bei diesen Streifzügen bedenken:

Sei nicht kompliziert. Die *Synergemo®-Card* hilft dir mehr, als du dir vielleicht vorstellen kannst – wetten?

2. Kapitel

Verstand und Bewusstsein

Das Wesen mit den drei Gehirnen

Wer ist dieses Wesen, das ich in der Überschrift anspreche? Du kennst es ganz bestimmt, denn dieses Wesen heißt »Mensch«. Wir haben wirklich drei Gehirne. Das mag erfreulich klingen, denn wenn das eine nicht funktioniert, haben wir ja noch zwei weitere. Aber so einfach ist das nicht. Tatsächlich sieht die Sache ein wenig anders aus, denn die Gehirne arbeiten nicht so zusammen, wie sie es eigentlich sollten, und daraus entsteht unser Dilemma.

Reptilien hatten und haben nur ein Gehirn, und auch wir tragen dieses noch in uns. Es hält sich aus allem fein raus und steuert nur die niedrigen Instinkte, weshalb wir im Rahmen dieses Buches darauf verzichten können, näher auf dieses Gehirn einzugehen.
Vor einigen Millionen Jahren, als die Welt nur von Insekten, Fischen, Vögeln und Reptilien bevölkert war, reichte diese Art von Hirn für

das Überleben vollkommen aus. Doch die nachfolgenden Säugetiere mussten auf mehr zurückgreifen können. Statt allerdings das Reptiliengehirn einfach weiter auszubauen, so wie man es mit einem zu klein gewordenen Haus tun würde, entwickelte die Evolution das Reptiliengehirn nicht weiter. Stattdessen kam ein weiteres Gehirn hinzu, das Emotionalhirn bzw. das limbische System.

Für höhere Säugetiere reichten jedoch auch diese beiden Hirne nicht aus, und für den Menschen schon einmal gar nicht. Auf diese Weise kam auch noch ein Großhirn dazu. Dabei ist zwar das Großhirn der Menschen viel leistungsfähiger als jenes der Säugetiere, aber wenn wir die Emotionalhirne beider Gattungen vergleichen, finden wir keine Unterschiede, unseres ist mit dem der Säuger identisch. Es steht in ständigem Kontakt mit seinem großen Bruder (Großhirn) und hält sich an dessen Beurteilungen.

Das Ziel des Großhirns ist es, gute Gefühle zu haben und schlechte zu vermeiden. Doch so leistungsfähig es auch ist: Selbst kann es keine Gefühle erzeugen, dazu braucht es das Emotionalhirn. Diesem wiederum reicht es völlig aus, wenn das Überleben gesichert ist, und um das zu erreichen, verlässt es sich voll und ganz auf die Intelligenz des Großhirns. Sagt ihm dieses, dass alles okay ist und – mehr noch – die Entwicklung vorangeht und der Wohlstand sich mehrt, dann greift das Emotionalhirn auf eine von vier, wenn nicht gar alle möglichen Gefühlskategorien zurück, womit es dem Großhirn sagt: weiter so! Das können angenehme »Belohnungsgefühle« sein, als Anerkennung für das, was erreicht wurde. Es können »Zusammengehörigkeitsgefühle« sein, die besagen: Du bist nicht allein und deshalb geschützt. Auch dieses Gefühl ist angenehm. Vielleicht sendet das Emotionalhirn auch Lockgefühle aus, die ebenfalls nicht übel sind und das Großhirn so impfen, dass es vorangeht.

Meldet das Großhirn aber, dass das, was um es herum passiert, der allerletzte Krampf ist, dann antwortet das limbische System mit

Vermeidungsgefühlen, und die sind mitunter grausig unangenehm. Die Verantwortung dafür, welches Gefühl bei uns ankommt, liegt beim Großhirn. Das bedeutet natürlich auch: Fühlen wir uns häufig schlecht, dann oft nur deshalb, weil das Großhirn die Lebensumstände zu negativ beurteilt und so ständig das Vermeidungssystem aktiviert. Und womit vermeiden wir ungeliebte Situationen?

1. Mit Vermeiden eben: Wir lassen die Finger von einer Sache, drehen dem bissigen Hund damit den Rücken zu und entfernen uns langsam von ihm. Distanz zu einer Sache zu halten kann aber sehr schwerfallen, und oft kommt das Vermeiden nicht infrage. Folgt der bissige Hund uns also beharrlich, dann tritt Plan B in Kraft.

2. Wir fliehen. Das kann eine Flucht vor anderen sein, aber oft genug ist es eine vor uns selbst oder dem inneren Schweinehund, z. B. in den Alkohol oder in andere bewusstseinsverändernde Hilfsmittel. Hilft die Flucht nichts, weil der Hund schneller ist als wir, dann ziehen wir Plan C zu Rate, und das ist:

3. Bekämpfen. Das tun wir, wenn wir etwas (auch an uns) mit Gewalt loswerden wollen. Wir sträuben uns gegen alles und jeden, und an uns selbst bekämpfen wir selbst Haarausfall, den Speckbauch, die krumme Nase, die Falten, falsche Angewohnheiten und, und, und ... Ist der Kampf nicht zu gewinnen, weil der Hund stärker ist als wir, dann bleibt nur noch eines:

4. Tot stellen, und das bedeutet für unser Leben: Resignation und Abdriften in den sozialen Untergrund.

Leider versuchen wir nur allzu oft, mithilfe von Vermeidungsgefühlen Situationen loszuwerden, die wir nicht mögen. Wir sind der Meinung, dass wir erst glücklich sein können, wenn wir bestimmten, äußeren Situationen endlich entkommen sind. Aber glückliche Lebensumstände machen nicht dauerhaft glücklich, weil sie nur sehr eingeschränkt dafür verantwortlich sind. Viel wichtiger ist unsere Bewertung derselben, und da hilft die *Synergemo®-Card*. Sie kann einen unparteiischen Überblick verschaffen, und das ist gut so, denn eine Beurteilung ohne Hintergrundwissen (das uns in den meisten Fällen fehlt) fällt immer viel zu negativ aus, um dauerhaftes Glück zu schaffen.

Freund und Feind: der Verstand

Daran, dass es zwischen den Gehirnen zu Missverständnissen kommt, ist, wie wir gerade gesehen haben, der Verstand also nicht unschuldig, denn er ist es, der die Situationen bewertet. Er ist ständig am Plappern, bringt seine Meinung ein und macht oftmals mehr kaputt, als er hilft. Das liegt an seinem Hang, Vergleiche anzustellen, zu katalogisieren und zu bewerten. Dabei stützt er sich auf die Konditionierungen und Filter, die er sich im Laufe des Lebens angeeignet hat. Man sagt, dass richtige Wunder geschehen, wenn es gelingt, den Verstand einmal für eine Zeit lang abzuschalten. Meditationsschulen erreichen das durch entsprechende Übungen, aber schon das bewusste Unterbinden des Sprechens hat eine durchschlagende Wirkung. So ist es möglich, sich für eine Zeit in ein Schweigekloster einzuquartieren. Schon nach drei Tagen Leben mit versiegelten Lippen erkennt der Verstand, dass sein Gezeter unerwünscht ist und gibt auf, nachdem er zuerst einmal seine Aktivität erhöht hat.

Gut, wirst du vielleicht sagen, dann lege ich mich ins Bett und schlafe eine Runde. Dann kann er ja mal die Klappe halten. - Tolle Idee, aber das reicht leider nicht aus, weil genau in dieser Zeit auch das Bewusstsein ausgeschaltet ist. Der Trick ist eben, bewusst zu bleiben, während der Verstand den Maulkorb anhat.

Während das Bewusstsein zeitlos ist – es lebt nur im Hier und Jetzt – verursacht das Gehirn mittels des Verstandes in uns eine Empfindung, die wir Zeit, Bewegung, Prozess nennen. Ohne Verstand gibt es keine Zeit, denn nur er erschafft diese, indem er Gegebenes mit Erfahrenem vergleicht und daraus Rückschlüsse zieht und indem er Erfahrungen in die Zukunft projiziert und somit Sorgen und Ängsten unterliegt. Das ist für unser Leben nicht immer unbedingt förderlich, denn der Quantenphysik zufolge spiegeln sich unsere Erwartungen und die angelernte Sichtweise gemäß dem Beobachtereffekt 1:1 in unserer Realität wider. Das Erschaffen einer von Krankheit gezeichneten Realität ist davon nicht ausgenommen.

Vor einigen Jahren wurde ein Naturvolk entdeckt, das bis dato keinen Kontakt zur Zivilisation gehabt hatte. Seine Mitglieder waren kerngesund, was natürlich die Wissenschaft auf den Plan rief, die feststellte, dass der Eingeborenenstamm mangels Kontakt zu uns hochtechnisierten Wesen kein Bewusstsein über Vergangenheit und Zukunft erlernt hatte. Leider stellte sich durch den Kontakt mit unserer Leistungsgesellschaft auch bei diesem Volk allmählich ein Krankheitsbewusstsein ein. Dass diese Menschen bis dahin nur ein normales Wohlgefühl ohne Krankheitssymptome gelebt hatten, zeigt, wie sehr unser Denken am Erschaffen derselben beteiligt ist. Es geht also auch in diesem Buch darum, möglichst bewusst – im Hier und Jetzt – zu leben. Die *Synergemo®-Card* ist dabei eine willige Helferin.

Der Unterschied zwischen Verstand und Bewusstsein

Was ist denn überhaupt der Unterschied zwischen dem Verstand und dem Bewusstsein? Auch das möchte ich an einem Beispiel erklären, denn es ist außerordentlich wichtig, dass das »verstand-en« wird.

Gudrun empfindet das dringende Verlangen, in München auf dem Viktualienmarkt ein Fleischkäsebrötchen zu essen. Ja, es muss eines aus München sein, das hat sie sich in den Kopf gesetzt. Nur Münchner Fleischkäsebrötchen sind ihrer Meinung nach die echten und schlagen ihr nicht auf den Magen. Dass Gudrun diese einengende Meinung über Fleischkäsebrötchen hat, liegt (nicht nur bei ihr) daran, dass sie all ihre fragwürdigen Glaubenssätze bis aufs Blut verteidigt, sie damit aufrechterhält und sich damit der rein persönlichen Interpretation einer an sich neutralen Wirklichkeit hingibt. Bewusst ist ihr das natürlich nicht, denn sonst würde sie es ja ändern.

Würde eine Bewusstseinserweiterung ihr helfen? Ja, aber sie muss nicht einmal ihr Bewusstsein erweitern, um dem Zwang zu entkommen. Es würde schon reichen, wenn sie ihre Wahrnehmung nicht ständig einengen würde. Das tut Gudrun, indem sie sich auf die Münchner Brätsemmel konzentriert, ohne zu überlegen, ob es ihr damals nicht aus einem ganz anderen Grund schlecht wurde, als sie eine Frankfurter Variante probierte. So nimmt sie also die lange Fahrt auf sich, weil ihre Wahrnehmung eingeschränkt ist.

Im Augenblick, geboren aus der Lust auf ein Fleischkäsebrötchen, arbeitet Gudruns Gehirn vergleichend. Es kann gar nicht anders, denn es greift immer ins Archiv seiner Erfahrungen und überträgt das Erlebte auf eine aktuelle Situation oder projiziert es in die Zukunft – auf eine Frankfurter Semmel wurde mir *einmal* schlecht, also lag es an der Semmel, und so wird es immer sein! Das Gehirn kramt also in der Vergangenheit herum und schaut in die Zukunft. Was fehlt, ist das Hier und Jetzt, denn da kann das Gehirn nicht arbeiten. Der Augenblick kann nicht gedacht, sondern nur erlebt werden. Der Weisheit letzter Schluss daraus ist, dass es ohne unser Gehirn überhaupt keine Zeit gäbe und auch keine Bewegung, denn diese ist zeitabhängig (physikalisch ausgedrückt: Weg / Zeit = Geschwindigkeit). Mit der *Synergemo®-Card* entrinnen wir für die Dauer der Anwendung der Zeit und begeben uns ins Hier und Jetzt. Es ist ähnlich, wie in einer herrlichen Landschaft zu sitzen und den Augenblick zu genießen.

Die Arbeit des Verstandes

Gudrun weiß davon nichts. Da sie vom reinen Bewusstsein weit entfernt ist, kommt als Erstes ihr Verstand ins Spiel. Er plant die Reise mit allem, was dazugehört. Der Verstand prüft, welche Fahrtroute die beste ist, und wenn München zu weit entfernt ist, kümmert er sich auch um die Übernachtung, indem er eine Residenz ausmacht, die Gudruns Finanzen im Blick behält.

Wenn Gudrun das Auto gewählt hat und sich in den Wagen setzt, bleibt der Verstand weiterhin aktiv. Er achtet auf die Schilder und prüft, ob auch die richtige Strecke gefahren wird. Gehen wir von dem Fall aus, dass Gudrun sich auf der Autobahn hinter einen Laster hängt, weil dieser ein Münchner Nummernschild hat und so die Chance steigert, dass sie auch in der Bayernhauptstadt ankommt, dann wird sie recht wenig von der Fahrt mitbekommen. Der Verstand achtet darauf, dass sie hinter dem Laster bleibt, checkt hin und wieder die blauen Schilder am Rand der Autobahn – zum Überprüfen, ob der LKW auch wirklich nach München fährt – und lässt Gudrun in schöner Regelmäßigkeit auf den Tacho blicken. Vielleicht passt der Verstand auch auf, dass sie nicht zu dicht auffährt.

Du siehst, bei solch fleißigem Einsatz des Verstandes kann das Bewusstsein kaum zum Zuge kommen, und wird unsere Fahrerin nächste Woche gefragt, wie denn die Fahrt nach München war, wird sie nicht viel erzählen können, außer dass sie hinter einem Münchner Laster hergefahren ist. Sie wird aber sehr wahrscheinlich das Nummernschild kennen und die Farbe der Plane. Immerhin etwas.

Beim Heilen sind aber ein waches Bewusstsein und ein inaktiver Verstand von maßgeblicher Bedeutung. Aus diesem Grund wurde die *Synergemo®-Card* auch so programmiert, dass sie bereits nach kurzer Benutzung den Verstand abschaltet. Die Verwendung kommt also einer Bewusstseinserweiterung gleich.

Bewusstseinserweiterung auf einer Fahrt nach München

Seit einiger Zeit ist oft die Rede von Bewusstseinserweiterung. Doch was ist damit gemeint? Gudrun könnte bereits die Fahrt nach München dazu nutzen, indem sie nicht stur auf den Laster klotzt. Ließe sie ihren Blick nach rechts und links schweifen, dann würde sie Wiesen, Wälder und Seen erblicken. Bald würden Hopfenfelder auftauchen und Hügel. Die veränderte Bauweise würde ihr nicht entgehen, und schwarz- oder rotbunte Rinder würden das Bild markieren. Ein Blick in den Rückspiegel würde weitere Autobahnbenutzer zeigen, bevor diese Gudrun überholten und so ihr Bewusstsein streiften, und wenn sie in die Höhe blickte, würde sie womöglich gar des weißblauen Himmels gewahr, der sich über Bayern erstreckt. Selbst wenn sie ihre Aufmerksamkeit wieder auf den Laster vor sich richtete, wäre sie sich doch der Landschaft bewusst, die die Autobahn säumt. Auf diese Weise hätte sie bereits ihr Bewusstsein erweitert.

Wer die Strecke nach München bereits kennt und sich obendrein bewusst ist, dass es neben Deutschland auch noch andere Länder, neben Europa andere Kontinente, neben der Erde andere Planeten gibt und so weiter, der kann immer noch sein Bewusstsein erweitern, indem er andere Welten erforscht – geistige Welten eben, die sich unserer alltäglichen Wahrnehmung entziehen.

Je mehr wir bewusst den Augenblick erleben, desto mehr befinden wir uns im Hier und Jetzt. Nur dort ist die gesamte Lebensinformation aus dem Quantenraum greifbar, Gesundheit als normaler Seinszustand spürbar, nur dort findet also das Leben statt. Alles andere sind nur Vergleiche, das Abspulen alter Filme, das Ausmalen von Szenarien. Das Aufnehmen von Lebensinformation bedeutet, dass die überall vorhandene Heilkraft optimal wirken kann. Dass der Mensch dazu bereit ist heißt nicht, dass er etwas Bestimmtes, Heilendes denken oder lernen muss. Genau das Gegenteil ist der Fall, denn gerade indem er *nicht* denkt, tut oder schöpft, ebnet er der Heilung den Weg.
Die *Synergemo®-Card* hilft beim Abschalten der Gedanken, und der Anwender wird ungeachtet des zu lösenden Problems zufrieden im Augenblick. Mit Übung wirst du mit dieser Karte das erreichen, was einigen Menschen als *flow* bekannt ist.

Wahrnehmung
ist nicht gleich wahrnehmen

Zurück zu Gudrun, die nun endlich den Viktualienmarkt erreicht. Bevor sie auch nur daran denken kann, das ersehnte Fleischkäsebrötchen zu erwerben, trifft sie mitten auf dem Markt auf einen rosaroten Elefanten, der von einem grünen Affen geritten wird. (Es ist dir doch klar, dass dieses Gespann regelmäßig auf dem Viktualienmarkt verkehrt, oder etwa nicht? Im Ernst, die beiden laufen dort wirklich herum! Nur Gudrun hat diese beiden noch nie gesehen, noch nie davon gehört, noch wie etwas drüber gelesen, und folglich rebelliert ihr Verstand.)

Während Gudruns Bewusstsein einfach nur wertungsfrei wahrnimmt, dass ihr ein rosaroter, von einem grünen Primaten gerittener Dickhäuter entgegenkommt, reißt ihr Verstand sämtliche Schubladen im Archiv auf und schaut nach, ob ihm so etwas schon einmal begegnet ist. Da er nichts findet, sucht er nach Erklärungen, in welcher Schublade er das Erlebnis unterbringen könnte.

»Was ist am naheliegendsten?«, fragt er sich. Gudrun schaut sich um. Wie reagieren die anderen? Überhaupt nicht. Sie sind also alle eingeweiht. ›Ein Film wird gedreht‹, schießt es ihr durch den Kopf. ›Science-Fiction.‹ Doch da sie weder ein Filmteam noch die Kamera ausfindig machen kann, verwirft sie den Gedanken daran wieder und schlussfolgert: ›Die Kamera ist versteckt, und es geht nur darum, mich auf den Arm zu nehmen.‹ Derweil bleibt ihr Bewusstsein vollkommen gelassen. Es erlebt und genießt. Einzig und allein der Verstand will das nicht mit sich machen lassen. Für ihn kommt nur infrage, was es auch geben kann und gibt, und dieses Gespann – also nein, beim besten Willen nicht. Nun bieten sich Gudrun zwei Möglichkeiten:

1. Sie wird aufgeklärt: »Sie haben Recht, das hier ist die Sendung ›Versteckte Kamera‹.« Der Verstand ist zufrieden, denn nun hat man ihm die Schublade genannt, in der er das Erlebte ablegen kann. Kommt Gudrun später einmal nach London und sieht einen rosaroten Elefanten mit seinem grünen Affen am Piccadilly Circus, dann wird sie fragen: »Versteckte Kamera, was?« Sollte ihre Vermutung bestätigt werden, taucht in Paris am Eiffelturm angesichts der beiden unwirklichen Tiere erst gar kein Zweifel mehr auf. Sie ist sich sicher: Das ist »Versteckte Kamera«. Jedes Mal, wenn ihr das Gespann begegnet, schaut der Verstand in der entsprechenden Schublade nach und kramt dabei auch das dazugehörige Gefühl der Erleichterung heraus.

2. Gudrun erfährt NICHT, was hier gespielt wird, und geht unbefriedigt, mit einem negativen Gefühl aus der Situation heraus. Vielleicht wird ihr nie wieder ein rosaroter Elefant begegnen – und ein grüner Affe auch nicht. Dennoch reicht der kleinste Pikser aus, um in ihr das Gefühl des Unbefriedigtseins ans Licht zu holen, vielleicht sogar ein lebender, grauer Elefant im Zoo, vielleicht sogar nur ein Bild davon. In diesem Fall wird sie sehr wahrscheinlich wissen: »Immer wenn ich einen Elefanten sehe, wird's mir seltsam zumute. Und nur, weil mir mal ein rosarotes Exemplar davon begegnet ist. Ich werde das Gefühl einfach nicht los.« Zweifellos ist es ungleich schlimmer, wenn einem die Ursache für das schlechte Gefühl nicht bekannt ist. –

Ein Fall für die *Synergemo®-Card.*

3. Kapitel

Emotionen und Gefühle

Gibt es einen Unterschied zwischen Gefühlen und Emotionen? Und warum sind diese so wichtig für unsere Existenz? Darauf werde ich in diesem Kapitel eingehen, und wenn du dir den Stoff erarbeitet hast, wird sich dir das dritte Kapitel in aller Deutlichkeit präsentieren.

Gefühle

Warum ist die Bearbeitung von Gefühlen in Verbindung mit *Synergemo* so wichtig? Weil Gefühle das A und O sind bei allem, was wir an Erfahrungen durchleben. Ich möchte fast behaupten, dass wir Fleisch gewordene Emotionen sind.

Auch wenn ich mich wiederhole und nur repetiere, was andere schon tausendmal vorgekaut haben: Wir sind auf der Erde, um in der Bi-Polarität Erfahrungen zu sammeln, die uns als geistige Wesen in der Uni-Polarität nicht gelingen würden, denn nur wenn es von einer Sache zwei Seiten gibt und wenn ich darüber hinaus den freien Willen habe, zwischen den beiden Seiten zu wählen, kann ich die Tragweite meiner Entscheidung einschätzen. Diese geht ausnahmslos mit Gefühlen einher, und je stärker das Gefühl ist, desto einprägsamer ist die Tragweite der gefällten Entscheidung. Ist doch klar, oder?

Falls nicht: Stell dir vor, du bist fünf Jahre alt, bekommst ein Küchenmesser in die Hände und spielst damit herum, obwohl deine Eltern es dir schon hundertmal verboten haben. Du weißt, du tust etwas Verbotenes, aber das ist im Moment erst einmal egal, denn da niemand im Zimmer ist, gehst du davon aus, dass dich niemand bei dem Verbotenen erwischt. Dennoch ist die Angst vor dem Erwischtwerden größer als der Reiz des Abenteuers. In deinen Ohren klingt immer wieder der so oft rezitierte Satz: »Messer, Gabel, Schere, Licht sind für kleine Kinder nicht«, und so ziehst du zusammen mit dem negativen Gefühl der Angst eine Verletzung herbei. Immerhin ist ja noch der Reiz des Abenteuers vorhanden, der die Angst abschwächt, und so kommt es nur zu einem leicht blutenden Schnitt in den Finger. Gottlob ist die Sorge der durch dein Geschrei herbeigerufenen Mutter größer als ihr Erziehungsdrang, so dass dir eine ordentliche Tracht Prügel erspart bleibt. Die Erfahrung des »In-den-Finger-Schneidens« wird vom Gehirn in einer entsprechenden Schublade abgelegt, mit allem, was dazugehört – vor allem dem Gefühl. Da deine Mutter nicht ausrastete, sondern die Wunde nur mit einem Pflaster und den Worten »Ich hab's dir ja gesagt« versorgt, ist es keine so tragische Erfahrung. Es ist leicht möglich, dass du dich in späteren Jahren nicht mehr daran erinnerst.

Wie würde es aber aussehen, wenn du so unglücklich mit dem Messer herumhantiert hättest, dass dabei eine tiefe, sehr schmerzhafte Fleischwunde entstanden wäre und einen Aufenthalt im Krankenhaus nach sich gezogen hätte? Jep! Du würdest heute noch wissen: Das hat verdammt wehgetan. Und selbst, wenn der Schnitt nicht sehr

schmerzhaft gewesen, ja wenn gar kein Schnitt entstanden wäre, dann
könntest du dir das Erlebnis auch heute noch wunderbar in Erinnerung rufen, wenn es zu einem Ausrasten der Mutter gekommen wäre.
Dabei ist es unerheblich, ob Mama dich einmal tüchtig abgeledert
oder nur verbal zur Schnecke gemacht hätte. Hier spielt einzig und
allein dein starkes Gefühl eine Rolle, das du dabei empfunden hast,
ein brennender Hintern oder Scham und Reue – oder beides, so wie
es bei mir gelegentlich der Fall war.

Natürlich wird auch anders ein Schuh daraus, dann nämlich, wenn
du eine richtige Entscheidung gefällt hast, die mit großen Beloh-
nungsgefühlen deines Gehirns honoriert wurde. Wir bleiben aber bei
der negativen Sorte, denn das Gute wollen wir ja behalten.

Das Unbewusste, die mächtige Kraft

In den Kellern deines Unbewussten sind also ALLE Erlebnisse und
die Tragweite ALL deiner Entscheidungen akribisch genau festgehal-
ten: Ereignis, Datum, Uhrzeit, Ort, Wetter, damit in Verbindung ste-
hende Bilder, Töne, Gerüche, Geschmäcker UND – Gefühle. Auch
Situationen, die nicht unmittelbar durch deine Entscheidung gemeis-
tert wurden, finden so Ablage im Archiv, denn, wie gesagt, hier wird
alles aufbewahrt. Das meiste davon vergessen wir mit der Zeit, aber
verloren ist es deshalb nicht.
Die Ablagen haben mitunter die Angewohnheit, ein Eigenleben zu
führen, denn es sind Energien, die wie Gedanken und Gefühle mit
anderen, ähnlichen Energien in Resonanz gehen und sie materialisie-
ren. So kann eine schwere Geburt, die mit unglaublicher Anstrengung
nebst großer Angst für den Säugling einherging, im Archiv als »um
etwas im Leben zu erreichen, ist viel Energie notwendig« abgelegt

sein. Da dieses Erlebnis eine richtig starke Energie ist, werden viele Situationen auf den Eigner warten, bei denen er sich umsonst abstrampelt, wo es nicht vorangeht, gepaart mit Angst (z. B. Existenzangst).

Taucht die angezogene Situation auf, dann schauen wir im Archiv nach, wie dir damals reagiert haben und wie die Sache ausging, und wir handeln dieses Mal wieder so. Immerhin gibt es inzwischen einige Erfahrungen mit der Handhabung der Situation, ein Schatz, der unseren Charakter geprägt hat. Natürlich werden zuerst die Schubladen aufgezogen, die die stärksten Gefühle gespeichert haben, und so ist es möglich, dass wir angesichts einer Kleinigkeit unverhältnismäßig reagieren. Aber sei's drum, wir wollen ja nur die Situation abstellen, jene, die uns das schlechte Gefühl präsentiert und uns zum Handeln zwingt. Dabei wissen wir doch gar nicht, warum wir so reagieren, welche Erfahrung dem Handeln zugrunde liegt und ob es nicht vielleicht eine bessere Entscheidung gäbe. Da stellt sich doch die Frage, wie wir reagieren würden, wenn wir das Gefühl aus dem Archiv löschen könnten ...

Auch unbewusste Erlebnisse werden abgespeichert

Wer der Meinung ist, ach, wenn ich lange genug darüber nachdenke, wird mir die Erfahrung, die mein Verhalten bedingt, schon einfallen, dem sei folgendes Beispiel ans Herz gelegt:

Eine medizinische Lappalie wie eine Blinddarmentzündung verdammt einen Menschen dazu, ein paar Tage im Krankenhaus zu verbringen. Um seinen Wiedererkennungswert zu steigern, gebe ich ihm einen Namen: Kim Kimme, wobei der Name bewusst so gewählt ist, dass es sich bei der Person sowohl um eine Dame als auch einen Herrn handeln könnte. Kim hat also starke Schmerzen im Unterleib, die Diagnose lautet »Blinddarmentzündung«, und Kim hat keine Ahnung, dass diese Erfahrung ihm oder ihr noch ziemliche Unannehmlichkeiten bereiten wird. Aber immer schön der Reihe nach. Das Wichtigste zuerst, denn die Entzündung ist akut und muss sofort operiert werden, um einen Durchbruch zu verhindern. Die Narkoseärztin wirft ihre Geräte an, bald schwinden Kim die Sinne und schon kurz darauf taucht das scharfe Metall des Skalpells in Kims zarte Haut ein. Kim bekommt davon nichts mit, denn das Bewusstsein ist ausgeschaltet. Nicht so das Unterbewusstsein. Es registriert den Schmerz auf der rechten Seite des Unterleibs.

Nun kommt eine Schwester ins Spiel, die auf einem Tablett sterilisiertes OP-Besteck bringt. Sie passt nicht auf, eckt mit dem Ding an, und klimper-di-bimm, ein paar Utensilien scheppern auf den gekachelten Boden. Während die Schwester sich über sich selbst ärgert – »So ein Mist aber auch« – sieht der operierende Arzt das nicht so tragisch und macht seine Witze darüber. »Sie müssen das noch mal reinigen«, meint er. »Jetzt weiß ich endlich, woher Sie diese runzeligen Spülhände haben.« Der Assistenzarzt und die Narkoseärztin lachen lauthals auf. Derweil schnippelt das OP-Besteck weiter im Unterleib herum und verursacht weitere, nur unbewusst wahrgenommene Schmerzen.

Zur Erinnerung:

Unser Unterbewusstsein speichert alle Erfahrungen ab, samt der ganzen Palette an Wahrnehmungen, einschließlich der Gefühle. Und mit Gefühlen sind nicht nur Emotionen wie Freude und Leid gemeint, sondern auch Schmerzen und alles andere an Empfindungen.

Nun ist Kim wieder gesund. Tatsächlich liegt die Operation bereits zwei Jahre zurück und war erfolgreich. Es gab keine Komplikationen, und die Wunde ist hervorragend verheilt.

Kim hat nun jemanden kennen gelernt und verabredet sich mit der neuen Bekanntschaft in einem wunderschönen Restaurant. Das Essen hier soll sehr gut sein, die Preise bewegen sich in der Oberklasse, aber das nur am Rande. Kim kann es sich leisten.
Die beiden sitzen an einem Tisch für zwei, eine Kerze brennt, Hände finden zueinander und verliebte Blicke treffen sich. Es tut gut zu wissen, dass man geliebt wird. Das Glück könnte kaum größer sein als in diesem himmlischen Moment, meint Kim.

Dann wird die Idylle ein wenig gestört. Vier Personen nehmen am Nachbartisch Platz, doch sie haben keinen Sinn für verträumte Worte und legen mehr Wert darauf, dass alle Tischnachbarn auch mitkriegen, was gesagt wird. Die gemütliche Atmosphäre wird von einem gewissen Geräuschpegel überlagert, und Kim empfindet das als störend und wird ein wenig nervös.

Das Paar hat als Vorspeise eine Suppe bestellt. Vielleicht mit Nudeln, vielleicht mit Markklößchen, und als die Bedienung die beiden Schalen an Kims Tisch bringt, fällt ein Löffel scheppernd zu Boden. Womöglich ist die Bedienung heute ein wenig genervt und ärgert sich, wenn auch leise, über ihre Unachtsamkeit. Kim hört sie meckern, gefolgt von einem »Ich bringe sofort einen frischen Löffel«, und das entgeht auch nicht dem lustigen Nachbartisch. Während bei Kim die rechte Seite des Unterleibs zu brennen beginnt, meint einer der Komiker von nebenan zur Bedienung: »Warum werfen Sie den Löffel denn auf den Boden? Ist doch keine Grabschaufel.« Die anderen krümmen sich vor Lachen. Nun tut Kims Seite plötzlich richtig weh. Die Schmerzen werden unerträglich. Unbewusst macht Kim die gut gelaunten Leute dafür verantwortlich, schnappt sich die Suppe, steht auf und gießt sie dem Witzbold über den Kopf.

Kim kann hier nicht bleiben, würde am liebsten handgreiflich werden und verlässt das Restaurant, um Schlimmeres zu vermeiden. Damit ist natürlich der gemütliche Abend vorbei, wahrscheinlich auch die Beziehung chancenlos, und Kim hat keine Ahnung, dass eine Blinddarmoperation dafür verantwortlich ist. Die Blockade (Schmerzen im Unterleib bei Szenen, die der im OP-Raum ähneln) hat Nahrung erhalten und an Umfang zugelegt. Dadurch ist es ihr möglich, weitere Situationen wie die im Restaurant anzuziehen. Demnächst reicht es vielleicht sogar schon, wenn nur ein Messer zu Boden fällt, damit Kim Bauchschmerzen bekommt und ausrastet. Es ist nicht auszuschließen, dass Kim wegen des Vorfalls im Krankenhaus eines Tages einen Psychotherapeuten aufsucht und erklärt: »Ich ertrage es nicht, wenn es irgendwo laut wird. Wenn jemand Witze reißt, wenn gelacht wird, Menschen durcheinander reden. Ich hasse es, wenn jemand unachtsam ist und etwas hinfallen lässt, das Lärm verursacht. Dann wird mir übel, so richtig übel, und ich werde handgreiflich. Früher konnte ich mich dem durch Flucht entziehen, aber heute habe ich mich nicht mehr im Griff. Ich kann mich nirgendwo mehr hintrauen, in kein Restaurant, in keine Kneipe, auf keine Party, ohne Angst zu haben, dass eine solche Situation auftritt. Wo kommt das bloß her?« Und der Therapeut wird sagen: »Nehmen Sie doch mal auf dieser Couch Platz.«

Essenzielle Emotionen

Wie wichtig Gefühle und Emotionen für uns sind, zeigt das oben geschilderte Beispiel. Um Klarheit zu schaffen, möchte ich an dieser Stelle sagen, dass ich mit Gefühlen körperliche Empfindungen wie Schmerz, Jucken, Wohlbefinden (z. B. durch Streicheln) und Ähnliches meine. Das Wort Emotionen dagegen drückt Liebe, Hass, Sehnsucht, Freude, Trauer etc. aus.

Über das Körpergefühl habe ich mich mit Kims Geschichte bereits ausgelassen. Dass Emotionen jedoch ebenso wichtig sind – unter uns, sie sind noch wesentlich wichtiger – demonstriere ich nun an einem weiteren Beispiel.

Als ich vor Jahren als Ingenieur in meinem Metier, dem Film, unterwegs war, hatte ich natürlich auch ein großes Interesse daran, was beim Entstehen eines Films wichtig ist. Damit meine ich das Drehbuch. Weil ich selbst welche schreiben wollte, befasste ich mich damit und besuchte entsprechende Workshops. Wer es nicht kennt, wird kaum glauben, dass beim Schreiben von Drehbüchern wirkliches Leben kreiert wird. Es ist nicht so, dass einfach nur eine Geschichte entsteht und ihren Weg aufs Zelluloid findet, das würde nicht funktionieren. Ganz wichtig ist das Erschaffen von lebendigen Figuren. Sie leben nicht nur den Zeitraum ab, den wir uns als Zuschauer zu Gemüte führen, sondern haben auch eine Vergangenheit, die nur der Autor kennt. Diese Vergangenheit formte den Charakter und ist dafür verantwortlich, warum die Figur in den verschiedensten Situationen so reagiert, wie sie es tut. Dabei ist darauf zu achten, dass die Figur, von deren Leben wir einen Ausschnitt mitbekommen, kein Langweiler ist, der mit 45 Jahren noch bei Muttern wohnt, morgens um sieben zur Arbeit fährt, abends um fünf heimkommt, ein paar belanglose Worte mit der Mutter wechselt und dann in die Glotze schaut, bis er um zehn ins Bett geht – tagtäglich. Wie würde dir dieser Film gefallen? Spätestens, wenn der erste Tag abgespult ist, würdest du sagen: »Jetzt muss aber langsam mal was passieren.«

Aber *was* muss passieren, damit der Film fesselt?

Er muss berühren, unsere Emotionen kitzeln, uns mithoffen, -bangen, -leiden und -lachen lassen. Wir wollen etwas erleben, und das tun wir nur, wenn wir etwas fühlen.
Ein guter Film schafft es, dass wir uns als Zuschauer mit der Hauptfigur identifizieren. Es ist dabei egal, ob diese Figur einen guten oder einen schlechten Charakter hat, und es tut nichts zur Sache, ob es sich um einen Thriller, eine Liebesschnulze oder eine Komödie handelt, solange wir uns nur in die Hauptfigur hineinversetzen und mit ihr »mit«-leben können. Erst dann ist der Film gut, denn er spricht unsere Emotionen an.

Dass die Handlung des Films wenig damit zu tun hat, macht sicher folgendes Beispiel klar, denn wir bleiben bei der oben beschriebenen Hauptfigur, einem Fünfundvierzigjährigen Karl, der bei Muttern wohnt und tagtäglich seiner stumpfsinnigen Arbeit nachgeht. Nur eine winzige Änderung soll geschehen, eine, die die Handlung an sich kaum modifiziert: Mutter hackt ständig auf dem Sohn herum, drangsaliert und bevormundet ihn, weckt in ihm Schuldgefühle, indem sie ihn dafür verantwortlich macht, dass sie sich schlecht fühlt. Der emotionale Druck wird so groß, dass die Hauptfigur ihm nicht mehr lange wird standhalten können. Was wird sie also tun? Sicher nicht einfach ausziehen und so dem Leiden entgehen. Ein guter Drehbuchautor wird schon etwas finden, was diese einfache Lösung verhindert, damit der Druck immer schön weiter ansteigen kann.
Ist der Film gut, werden wir Karl mögen. Wir werden mit ihm leiden und seine Mutter ziemlich auf dem Kieker haben, und hat er sich

endlich – auf welche Weise auch immer – von ihr bzw. seinem Leiden befreit, dann erleben auch wir eine Erlösung.

Emotionen und Gefühle sind also das A und O unseres Lebens. Nur mit Emotionen und Gefühlen können wir etwas lernen, den Unterschied zwischen zwei Wegen »erfahren« und so unsere »Erfahrungen« machen. Für nichts anderes sind wir auf der Welt.

Die Emotions-Skala nach Esther und Jerry Hicks

Zwar zeigt nachfolgende Skala die verschiedensten Emotionen an, aber im Grunde gibt es nur zwei Sorten, nämlich »sich gut anfühlende« und »sich schlecht anfühlende«. Die Skala ist also nicht wegen der Emotionen erschaffen worden, sondern wegen des Grads ihrer Wirkung. Diese ist natürlich nur subjektiv zu verstehen, denn manche würden sie gewiss umstellen wollen, weil sie zum Beispiel Zweifel (Punkt 13) als schwächer empfinden als Enttäuschung (Punkt 12). Dennoch: Diese Skala ist nun einmal so aufgestellt worden, und deshalb gebe ich sie hier auch genau so wieder. Es ist einfach nur wichtig zu wissen, dass heftige Emotionen – gute wie schlechte – viel schneller und sicherer wirken als schwache.

Emotionsskala

1. Freude, Wissen, Macht, Freiheit, Liebe und Wertschätzung

2. Leidenschaft

3. Begeisterung, Hingabe, Glücksempfinden

4. Glaube, positive Erwartung

5. Optimismus

6. Hoffnung

7. Zufriedenheit

8. Langeweile

9. Pessimismus

10. Frustration, Irritation, Ungeduld

11. Dagegensein

12. Enttäuschung

13. Zweifel

14. Sorge

15. Vorwürfe, Schuldzuweisungen

16. Entmutigung

17. Ärger

18. Rachsucht

19. Hass, rasender Zorn

20. Neid und Eifersucht

21. Unsicherheit, Schuld- und Minderwertigkeitsgefühle

22. Furcht, Trauer, Depressionen, Verzweiflung und Ohnmacht

4. Kapitel

Der Vierpol

Hast du schon einmal etwas vom Vierpol gehört? Nein? Oh doch, das hast du. Du kannst dich nur nicht erinnern, denn hierzulande wird diese äußerst wichtige Entität gerne übersehen, zumindest wenn es um Heilung geht. Und weil das so ist, werde ich nun auf den Vierpol eingehen, und zwar intensiv, um seiner Bedeutung gerecht zu werden. Immerhin ist er der Aspekt, aus dem *Synergemo* und natürlich auch die *Synergemo®-Card* hervorgehen.

Grundlage des Vierpols

Ich beginne mit einer Aussage, für die ich vor einigen hundert Jahren mit Feuer zur Rechenschaft gezogen worden wäre: »Die Erde dreht sich um sich selbst.« Wir haben verlässliche Angaben darüber, dass eine Drehung um die eigene Achse knapp 24 Stunden dauert. Mit dieser Tatsache, der Rotation der Erde, beginne ich meine Beweisführung, denn da unser Planet einen festen Eisenkern im Inneren besitzt, um den er sich mit seinem flüssigen Magma dreht, entsteht ein elektrisches Feld. Damit sind bereits zwei Pole des Vierpols erklärt, denn schauen wir uns eine Steckdose an, dann erkennen wir zwei Löcher, je eines für den Plus- und den Minuspol. Die andern beiden Pole resultieren aus dem senkrecht auf der Elektrizität stehenden Magnetfeld. Es wird vom elektrischen Feld induziert und hat einen Nord- und einen Südpol.

Nun habe ich den Vierpol auch schon erklärt, und vielleicht ist es für dich etwas Neues und hochinteressant. Aber was dieser Vierpol mit Quantenheilung zu tun haben soll, erschließt sich dir daraus nicht, das gebe ich zu. Auch dass jede Art von Materie diesem Gesetz der Vierpoligkeit gehorcht, dürfte dich bislang nicht sonderlich beeindrucken. Machen wir also weiter.

Der Umstand, dass immer beide senkrecht zueinander stehenden Felder mit ihren vier Polen in allen Strukturen zu finden sind, hat eine maßgebliche Auswirkung auf alles, was uns umgibt. Man kann ruhig sagen, dass die Betrachtung der Vierpoligkeit eine vernetzte Ordnung unter höherer Macht aus Licht bringt. Dem kann sich auch der menschliche Organismus nicht entziehen. Wir Menschen als kleines Rädchen im Geschehen erfreuen uns zum Beispiel eines vierpolig geregelten Zellstoffwechsels, und alle notwendigen Grundfunktionen der DNS (aller Lebewesen) werden durch vier Basen verschlüsselt. Letztendlich existiert alle Materie nur durch die vier Elementarteilchen, und nachdem das Neutrino endlich als dringend benötigtes viertes Elementarteilchen entdeckt wurde, war bereits in den 1920er Jahren von einem 3+1-Gesetz die Rede.

Wesentlich früher war den Menschen in Fernost, aber auch den Bewohnern des antiken Griechenlands die Vierpoligkeit unserer Existenz bewusst. Sie verpackten sie in vier Elemente, nämlich in Feuer, Wasser, Luft und Erde. Man möge mir verzeihen, dass ich ein existierendes fünftes Element namens Leere oder Äther hier nicht erwähne, denn dieses steht gleichsam für die Ruhe und fungiert quasi als Aura für die anderen. Die vier Elemente zeugen also davon, dass bereits vor Tausenden von Jahren das Gesetz der Vierpoligkeit bekannt war. Die vier Himmelsrichtungen sowie die vier physischen Kräfte Elektromagnetismus, Gravitation, starke Wechselwirkung und schwache Wechselwirkung reihen sich nahtlos in die Diskussion ein.

Der Lüscher-Würfel

Vor über 50 Jahren griff ein Mann die Kenntnis um das Gesetz des Vierpols auf. Sein Name war Max Lüscher, und er entwickelte daraus ein für die Psychologie geltendes Ordnungssystem. Das Geniale am Lüscher-Würfel ist, dass er sich uns dreidimensionalen Wesen in vier Dimensionen präsentiert und die Grundlage dafür hergibt, sämtliche Zusammenhänge des Kosmos' in vierpolige Relationen zu stellen. Für unseren Organismus heißt das, dass sich die im Körper umherwandernden unterschiedlich geladenen Ionen entlang von Feldlinien ausrichten müssen. Das schafft Ordnung im System.

Aber: Reicht die Präsenz eines vierpoligen Gesetzes aus, damit wir leben können? Wenn alles Existierende dem Vierpol gehorcht, müssten dann nicht auch Steine leben? (Unter uns: Ich behaupte, dass auch Steine leben, wenn auch wesentlich langsamer und weniger intensiv als wir). Weiter stellen sich uns die Fragen: Warum kann unser Körper sterben, und warum führen wir ein von Tieren und Pflanzen so unterschiedliches Leben? Ist es nicht sogar so, dass sich unser Leben beträchtlich von dem des Nachbarn, ja des nächsten Verwandten, des Ehepartners, der Kinder unterscheidet? Es kann also nicht allein am Vierpol liegen, dass wir leben, oder vielleicht doch?

Ob und wie wir leben liegt einzig und allein daran, welche Informationen wir aus übergeordneten Dimensionen – dem Quantenfeld – in unser Leben holen, denn unsere 25.000 Gene, so viel es sich auch anhören mag, wären niemals in der Lage, unsere komplexen Lebensprozesse zu steuern. Materie ohne Information ist also aus sich heraus nicht lebensfähig. Die Gene werden aus höheren Gefilden mit Informationen versorgt, und darauf reagiert jede Zelle mit ihrem Zellstoffwechsel. Ein Entgleisen desselben resultiert letztendlich in Krankheiten jeglicher Form.

Ahnst du bereits, was es heißt, dass *Synergemo* mit dem Vierpol arbeitet? Ist dir aufgefallen, dass der Vierpol *DIE* Verbindung zum Quantenraum ist, aus dem die Lebensinformation kommt? Wird dir bereits bewusst, was *Synergemo* bedeutet und welche Chancen die *Synergemo®-Card* bietet? Immerhin ist die Karte der reine Vierpol und mit essenziellen Informationen geladen. Sie beinhaltet den Quantencode, damit die richtige Information, die für uns wichtige Größe aus dem Quantenraum, in unser Leben finden kann. Die nächsten Abschnitte werden das Thema noch vertiefen, denn der Vierpol in Verbindung mit dem Quantenraum bietet alle Möglichkeiten – in größter Effektivität.

Große Lehrer wie der indische Wissenschaftler und Autor Deepak Chopra haben schon vor einigen Jahren die Beschaffenheit der Materie gekennzeichnet. Doch wozu war das notwendig? Wir wissen doch alle aus der Schule, dass das kleinste Teilchen der Physik das Atom ist (*atoma* = griech. unteilbar). Laut unserer Lehrer und der Gelehrten ist es unteilbar, besteht aber seinerseits wiederum aus Protonen, Elektronen und Neutronen. Das sind elektrische Ladungen. Das Proton ist positiv, das Elektron negativ geladen, und das Neutron ist neutral. Es sitzt nur im Atomkern zwischen den Protonen, damit diese sich nicht gegenseitig an die Wäsche gehen.

Wechseln wir von der Physik in die Chemie, dann finden wir das Atom in einer Tabelle wieder. Sie gibt die Wertigkeit eines Atoms an, die sich wiederum an der Anzahl von Elektronen orientiert, um einen Stoff zu charakterisieren. Was macht also letztendlich den materiellen Unterschied zwischen einem echten und einem falschen Diamanten aus? Genau, die Anordnung und die Anzahl der Elektronen. Und das sind – wie bereits gesagt – »nur« elektrische Ladungen. Liegt der Unterschied zwischen Kohlenstoff und Glas also gar nicht auf materieller Ebene? Und genau so ist es. Der Unterschied zwischen Kohlenstoff und Glas findet sich nur in der elektrischen Beschaffenheit, und das ist nichts weiter als Information und Energie. Gut, dass Deepak Chopra uns darauf aufmerksam gemacht hat, dass der Unterschied der Materie nicht auf materieller Ebene zu suchen ist, denn unsere Lehrer haben es ja nicht gewusst. Führen wir die Überlegungen weiter, dann kommen wir sogar zu dem Schluss, dass alles Existierende nur aus Gedanken besteht, denn was ist ein Gedanke anderes als Information und Energie? Alles, was wir anfassen, bearbeiten, bauen – dazu gehört vor allem auch unser Körper – ist in seiner tiefsten Existenz ein verdichteter, ein massiv gewordener, geformter Gedanke.

Die Masse, das Greifbare, spielt in unserem Leben also nur eine verschwindend kleine Rolle – der Naturkonstanten folgend macht sie die Winzigkeit von einem Milliardstel unserer Realität aus. Um den Weg zum Vierpol zurückzufinden, stelle ich hier erneut die Frage: Wie soll dieses Milliardstel alleine lebensfähig sein? Es lässt sich klar erkennen, dass wir ohne Information und Energie nicht auskommen, wenn wir essen, trinken, schlafen, uns bewegen und fortpflanzen wollen (wer eine andere Reihenfolge favorisiert, darf die Wörter getrost umstellen).

Information, Energie und Gefühl

Information und Energie sind untrennbar miteinander verbunden, und ohne Energie keine Information, denn diese ist unmittelbar davon abhängig. Auch Gefühle sind Energie. Betrachten wir diese Aussage also ein wenig näher und setzen Gefühl mit Energie gleich, dann bleibt uns nicht verborgen, dass Information erst in Verbindung mit Gefühlen eine Bedeutung erhält. Was ist eine Information wert, auf die niemand reagiert? Wie wertvoll ist zum Beispiel die Schmiererei sexuell Verklemmter auf Toiletten, wenn sie zu nicht mehr fähig ist, als uns ein mitleidiges Lächeln zu entlocken? Nichts! Aber flüstert uns ein wertvoller Mensch ins Ohr: »Ich liebe dich«, dann entsteht daraus eine Emotion, und die Information erhält eine Bedeutung. Auch die Information eines Polizisten, der uns an den Straßenrand bittet und sagt: »Motor aus, Papiere her, Kofferraum aufmachen«, tritt bei uns eine Gefühlslawine los, die der Aufforderung, der Information eine Bedeutung zukommen lässt. Ist es nicht so?

Natürlich sind die oben genannten Informationen für uns nicht (über-) lebenswichtig. Aber es gibt diese lebenswichtige Information. Ohne sie keine Existenz! Da Existenz aber überall vorhanden ist, muss es auch die Lebensinformation sein, die das Leben gewährleistet, und tatsächlich steht diese jedem Menschen **in jedem Augenblick** und überall zur Verfügung. Die Betonung liegt dabei auf **Augenblick**. Nur das Bewusstsein greift die Information ab, während der Verstand sich in Vergangenheit oder Zukunft wähnt, was mit »Leben« nicht vergleichbar ist. Je bewusster wir sind, desto besser die Aufnahme von lebenswichtiger Information – und desto besser auch die Lebensqualität.

Hier macht sich auch der Unterschied zwischen Informationen und Information bemerkbar. Informationen werden uns von anderen

Menschen geschenkt. Sie können das Leben bereichern, sind aber nicht lebensnotwendig. Information dagegen steuert das Leben. Wollen wir also wissen, mit welcher Information der Vierpol arbeitet, müssen wir ein wenig tiefer in die Materie einsteigen – und erlangen damit einen Einblick in den Quantencode. Der Quantencode bestimmt, welche Information wie intensiv unser Leben erreicht.

Wahrscheinlich hat jeder Mensch schon einmal das reine Hier und Jetzt erlebt, das Gegenwärtige, das Leben eben. Das kann bei allen möglichen Lebenssituationen der Fall sein, die es uns erlauben, bewusst zu sein. Vielleicht beim Aufenthalt an einem einsamen Ort, in herrlicher Bergwelt, am von Menschen verlassenen Strand, beim bewussten Ein- oder Ausatmen, beim Orgasmus. Man ist eins mit dem Augenblick, der keine Gedanken zulässt. Das Lebensgefühl in diesem Moment duldet in seiner Gegenwart keine schlechten Emotionen, die Fülle des Lebens (Information!) strömt durch das Selbst, und der materielle Körper ist in diesem Moment nicht mehr als ein Vehikel, das einem diese Erfahrung ermöglicht. Das Gehirn, der Verstand, hat Sendepause. In diesem Moment enthält er sich jeglicher Bewertung (außer dass es vielleicht ein grandioser Augenblick ist), was sich darin ausdrückt, dass nichts Beschränkendes oder Beengendes existieren kann. Letzteres wird sicherlich nicht vermisst, denn da es in diesem wohltuenden Augenblick keine Grenzen gibt, fühlt man sich vollkommen entspannt und glücklich, wenn nicht gar glückselig. Da in diesem erhebenden Moment das Lebensgefühl frei schwingen kann, erlaubt es das ungehinderte Fließen aller natürlich verfügbaren Stoffe durch unseren Körper. Die Lebensinformation findet Zugang zu unserem Selbst und verwöhnt uns einen – vielleicht nur kurzen – Moment mit der Essenz, die wir lebenden Systeme – dazu gehören natürlich auch die Tiere, die Pflanzen, die Bakterien usw. – zum Funktionieren als solche benötigen. Es dürfte jedem einleuchten, dass Bakterien andere Information benötigen als Pflanzen, Tiere andere als

Menschen, Frauen andere als Männer, Kinder andere als Erwachsene, Ellen Kessler andere als Alice Kessler. Die Informationsübermittlung ist also eine vollkommen individuelle Angelegenheit – und mehr noch als das, denn auch die Information, die ich heute benötige, ist eine andere als gestern. Genau in diesem Moment, jetzt, da wir leben, in dieser Minute und Sekunde, benötigt jeder von uns ganz bestimmte Information. Was aber regelt, welche ich erhalte? Das ist die Wahrnehmung! Es liegt ganz allein an der individuellen Wahrnehmung der Umwelt!

Zwischen uns und der Umwelt herrscht also eine dauernde Wechselwirkung. Die Schnittstelle dazu ist das Bewusstsein. Wir nehmen die Umwelt wahr, bewerten, was wir sehen und erleben, verpacken das in Gedanken und Gefühle, senden es ins Universum und erhalten die Information, die wir benötigen, um das Ausgesandte erleben zu können. Der Quantencode wird entsprechend eingestellt wie der Zahlencode an einem Tresor, nur wesentlich feiner und komplizierter. Wir sind also ein Motor für einen Realität kreierenden Kreislauf.

Habe ich nun etwas Neues erzählt, etwas, von dem du noch nie etwas gehört, gelesen oder erfahren hast?

Aber die Lehre vom Bewusstsein, vom gelebten Augenblick, vom Hier und Jetzt oder von der Präsenz ist doch nichts Neues! Sie beschreibt einfach nur, dass das Leben das Selbst ist, das schon immer da war und immer da sein wird. In den Weisheitslehren aller Zeiten finden wir Hinweise auf die Tatsache, dass das Leben nur hier und jetzt stattfindet und alles andere einer Illusion oder Täuschung gleichkommt. Sie sind Produkte unserer Gehirne, die ihre eigenen Welten kreieren. Was große Physiker wie Einstein und Heisenberg bereits vor Jahrzehnten als gegeben verbreiteten, wird mittlerweile durch die Quantenphysik bewiesen. Es ist schlichtweg eine Tatsache, dass wir uns in einer Scheinwelt bewegen, solange der Verstand eingeschaltet ist und in nicht existenten Zeiten schwelgt. Ist er nämlich ausgeschaltet, dann tritt das reine Bewusstsein zutage.

Dies ist mit der diesem Buch beigefügten *Synergemo®-Card* richtig einfach zu erreichen. Während uns die Kinokarte den Zutritt zu einer Illusionswelt gewährt, ermöglicht die *Synergemo®-Card* den Weg aus der Illusion zurück ins Leben. Warum ist das so? Weil wir durch die Prägungen während unserer Kindheit und Jugend eine Scheinwelt aufbauen, die von einer ganz bestimmten Einstellung zum Leben und zu vielen Dingen und Verhaltensformen geprägt ist. Entweder spiegelt sie nur die Sichtweisen der Eltern oder anderer Bezugspersonen wider – oder aber genau die entgegengesetzten Perspektiven, weil wir uns mit den Ansichten anderer nicht identifizieren wollen (Rebellion). Wie auch immer, übernommene, aber auch durch Erfahrungen selbst kreierte Sichtweisen blenden immer viele andere, ebenso mögliche und mitunter sogar wohltuende Aspekte des Lebens aus. Meist sind die eigenen – übernommenen – Perspektiven nicht sehr erquickend in der Handhabung und gehen daher mit schlechten Gefühlen einher. Auf diese Weise wird bereits gedanklich Lebensinformation behindert. Der so entstehende Informationsverlust bewirkt letztendlich Symptome und Krankheiten. Natürlich fügt sich das niemand absichtlich zu, dennoch sind wir alle selbst dafür verantwortlich, wenn wir krank werden. Kein anderer Mensch, kein strafender Gott und kein Zufall können als Übeltäter dafür herangezogen werden.

Das Ausblenden des wirklichen Lebens (der Lebensinformation) zieht unweigerlich lebenseinschränkende Situationen an. Das kann so weit gehen, dass der Körper mit Krankheitssymptomen darauf reagiert, um auf diesen Missstand aufmerksam zu machen. Wie gesagt: Dafür ist nicht die Außenwelt verantwortlich. Sie spult sich einfach nur so ab, wie wir es für möglich halten. Unsere gesamte Realität hängt demnach immer davon ab, was wir für möglich halten, der Knackpunkt ist unsere einschränkende Wahrnehmung. Sie wird vom Verstand entworfen, der dafür Vergleichswerte aus der nicht mehr vorhandenen Vergangenheit und der fiktiven Zukunft bemüht. Weniger Leben und mehr Sorgen und Unwohlsein sind die Folgen. Die Schulmedizin hat bisher keine überzeugenden Antworten darauf gefunden, dass einschränkende Sichtweisen als Informationsverlust materialisiert und als Krankheit symptomatisiert werden. Alles ist aber nichts weiter als ein Justieren des Quantencodes im Vierpol.

Die Achsen des Vierpols

Information und Energie bilden gemeinsam eine Achse des Vierpols, um es genau zu sagen: die Y-Achse. Wir sprechen hier von der »essenziellen Information« (essenziell = wesentlich, hauptsächlich) und der Lebensenergie. Beide Werte befinden sich im Quantenzustand und bilden zwei Pole, die ich an dieser Stelle mit Yin und Yang bezeichnen möchte. Yin und Yang sind die dualen Kräfte fernöstlicher Lehren und stehen für jede Art von Gegensätzen wie männlich/weiblich, heiß/kalt, plus/minus und so weiter. Beide Kräfte sind bedingungslos miteinander verknüpft, so wie Tag und Nacht nicht ohne einander existieren können. Sind diese beiden Kräfte ausgeglichen, dann ist alles gut, und die Information nährt vorbildlich unsere Lebensenergie. Ist der polare Zustand aber nicht in der Balance, dann geschieht das Gleiche auch mit unserer Realität. Diese Realität, der Lebensprozess, steht unter idealen Umständen als X-Achse rechtwinklig auf der Y-Achse und hat natürlich auch zwei Pole, die ich ebenfalls mit Yin und Yang bezeichnen möchte.

Die X-Achse

Stell dir nun einmal vor, die X-Achse sei zwischen den beiden Händen deiner seitlich ausgestreckten Arme zu finden. Gehe weiter davon aus, dass die rechte Hand für Yang, das Männliche, das Geben steht, und die linke für Yin, das Weibliche und das Nehmen. Du darfst dich gerne hinstellen, die Arme ausbreiten, die Augen schließen und in die beiden Hände hineinfühlen. Spürst du einen Unterschied zwischen Geben und Nehmen, oder ist dieser Zustand bei dir ausgeglichen?

Ich habe vor ein paar Wochen eine Frau mit *Synergemo* behandelt. Nach getaner Arbeit bat ich sie, sich mit ausgestreckten Armen vor mich zu stellen, denn ich wollte ihren Vierpol aufbauen. Ich hielt ihr eine Hand auf die Wirbelsäule, dort, wo diese sich mit ihrer X-Achse schnitt, und fasste ihre rechte Hand. Dann ließ ich Energie fließen, aber da passierte nicht allzu viel. Ganz anders war es, als ich ihre linke X-Seite aufbaute. Da floss richtig heftig Saft, und als ich ihr sagte: »Du gibst wohl lieber, als dass du nimmst«, bejahte sie das sofort. Ihre rechte Seite, das Geben, musste also gar nicht aufgebaut werden, sondern nur die linke Seite.

Bleiben wir einfach einmal beim Beispiel des Gebens und des Nehmens, obwohl noch viel mehr zwischen unseren beiden Händen liegt als das.
Geben und Nehmen ist ein Kreislauf, der ausgeglichen sein muss, damit er funktioniert. Ich kenne Menschen, die sich auf Festen herumtreiben, in Gruppen mischen und mittrinken, doch wenn sie mit dem Geben an der Reihe sind, verkrümeln sie sich (Feiglinge) oder sagen, es sei schon spät, sie müssten heim oder hätten genug (Lügner). Wie fühlt sich ein solcher Mensch, wenn er dann doch einmal etwas bezahlen soll? Wenn er in die Enge getrieben wird und notgedrungen einen ausgibt, um sein Gesicht zu wahren? Ist er nicht

immer auf der Hut, damit ihm das Geld nicht abgeluchst wird? Hat er nicht immer ein schlechtes Gefühl des Mangels in der Brust, die Angst, etwas zu verlieren?

Und wie ist es mit der Gegenseite, mit Menschen, die zwar gerne geben, aber nichts annehmen können, die jederzeit der Meinung sind, alles für alle kostenlos machen zu müssen, und für die »Nein« ein Fremdwort ist? Leben sie nicht mit der Angst, überhaupt erst gefragt zu werden? Ausgenutzt zu werden? Und wenn ihnen für ihre Arbeit Geld geboten wird, ringen sie dann nicht mit sich und verlieren (»Schon gut, lass stecken, hab ich gern gemacht!«)? In jedem Fall sitzt beiden Beispielpersonen ein Gefühl in der Brust, das ihnen das Leben vermiest, und dieses Gefühl modifiziert die Y-Achse. Der Fluss der essenziellen Information wird behindert, die Lebensenergie ausgebremst.

Energiekörper und die X-Achse

Gehen wir noch einen Schritt weiter. Wir verbinden Geben und Nehmen mit den zuständigen Energiekörpern unseres Seins und beginnen wieder mit Yang.

Yang, das Geben. Wer gerne gibt, der weiß, wie schön das ist. Du kennst sicherlich auch das unbeschreiblich prickelnde Gefühl, wenn du für jemanden ein Geschenk gefunden hast, von dem du weißt, dass es genau das richtige ist. In kribbeliger Vorfreude kannst du kaum den Tag erwarten, an dem du es übergeben darfst. Du bist gespannt auf die freudig leuchtenden Augen, auf die Überraschung im Gesicht des beschenkten Menschen, wenn er dein Geschenk in den Händen hält, und du drängst ihn: »Nun mach schon, pack's endlich aus. Du wirst sehen, es gefällt dir!« Die Schleife fällt, das Papier knistert, du kannst es kaum noch abwarten, bist fast nervös, mehr noch als dein Gegenüber – und dann das Freudestrahlen, weil es wirklich das richtige Teil ist. Ein herzliches Dankeschön kommt rüber, ein Kuss, wer weiß was sonst noch alles. Es ist ein emotionaler Augenblick für beide, denn nicht nur der Schenkende freut sich, dass er gibt, sondern auch der Beschenkte nimmt an und gibt seinerseits etwas zurück: von Herzen kommende Dankbarkeit. Ein dahingeschobener Geldschein zum Geburtstag – da, kauf dir was Schönes, danke, und das war's – hat mit Geben und Nehmen nicht viel zu tun (der Pate meines Sohnes pflegte zum Geburtstag des Kindes einen Briefumschlag mit einem Scheinchen in den Briefkasten zu stecken). Welchem Körper könnten wir also Yang, das Geben, zuordnen? Nun, wenn das Geben schon solch eine emotionale Angelegenheit ist, dann ist es wohl eindeutig der *emotionale Körper*. Dieser ist nicht zu verwechseln mit den Emotionen selbst.

Yin, das Nehmen. Sicherlich kann ich ein Geschenk, ein Kompliment oder Hilfe mit Dankbarkeit annehmen. Damit mache ich das Nehmen zu einem Teil der Einheit von Geben und Nehmen. Diesem Nehmen sollte das Geben vorausgegangen sein, denn wer gibt, der schafft in sich ein Vakuum, das gefüllt werden möchte. Das Nehmen folgt darauf automatisch, und wir sind wieder im Emotionalkörper. Schauen wir uns aber eine andere Art von Nehmen an, das »An-sich-nehmen«, dann landen wir auf einem ganz anderen Flughafen, denn hier ist das Ego mit seinem Überlebenswillen zuständig. Nehmen, um zu überleben – die Früchte vom Feld zum Beispiel, das Wasser aus dem Brunnen, aber auch die Gelegenheit zum Sex (für das Überleben der Spezies) – sind eine andere Art von Emotion. Dabei geht es um die Befriedigung von Urinstinkten, und wer schon einmal auf einer trockenen Baustelle ohne Wasser gearbeitet hat und nach langen Stunden endlich eine Flasche Flüssiges ergattern konnte, der weiß, dass dieses Nehmen (hier: die Gelegenheit zum Trinken) sich anders anfühlt als das Empfangen eines tollen Geburtstagsgeschenks. Bei diesem Nehmen ist einzig und allein das Ego der Herr, und damit der Mentalkörper.

Auf diese beiden, den emotionalen und den mentalen Körper, komme ich in einem der folgenden Kapitel noch zu sprechen.

Die Y-Achse

Meiner Erkenntnis nach verläuft die Y-Achse in unserem Körper zwischen dem Hypothalamus (spirituelle Menschen können mit dem Begriff Kronenchakra eher etwas anfangen) und dem Steiß (spirituell: Wurzelchakra). Sie deckt im menschlichen Körper also die komplette Wirbelsäule ab, ein Konstrukt aus Knochen, in dem sehr viel Information und Energie unterwegs ist. Immerhin laufen hier ganze Bündel von Nerven durch, und ist dieser Spinalkanal unterbrochen, passiert unterhalb des Bruchs nicht mehr viel. Die Rede ist dann von einer Querschnittslähmung. Zwar ist nun immer noch ein *Energie*-Fluss gegeben, denn die gelähmten Gliedmaßen sterben ja in der Regel nicht ab, aber der *Informations*-Fluss ist blockiert, und eine Steuerung bleibt aus.

Auch bei der Y-Achse finden wir Yin und Yang wieder. Yin ist der Steiß, die Verbindung zur Mutter Erde, das Weibliche also, zu dem wir gehören, und Yang ist die Verbindung zu Vater Kosmos, zum Universum. Die Y-Achse verbindet uns also sowohl mit der Erde (sie erdet uns) als auch mit dem Universum (der spirituellen Quelle). Wollen wir diesen beiden Polen ebenso einen Körper zuteilen, dann wie folgt:

Yin, der Steiß, ist eindeutig dem physischen Körper zuzusprechen, und das nicht nur, weil er der Erde am nächsten ist. Das Wurzelchakra wird dem Element Erde zugerechnet und steuert den physischen Körper, insbesondere Knochen, Muskeln, Sehnen und Bänder. Außerdem ist es energetisch für die Beine und Füße zuständig. Wenn wir spirituell zu abgehoben sind, ist es gut, sich wieder einmal zu erden. Dazu ist alles nützlich, was wir mit den Händen tun, zum Beispiel Gartenarbeit. Das baut das Wurzelchakra auf, und »wir kommen wieder runter«. Auf diese Weise stellt dieses Chakra die Verbindung zur physischen Welt her und gibt uns Lebensenergie, es stärkt den Selbsterhaltungstrieb, die Erd- und Naturverbundenheit und versorgt uns mit Durchhaltevermögen. Alles in allem ist das Wurzelchakra (bei der Y-Achse also der Steiß) ein absolut physischer Pol, weshalb ich ihn auch voll und ganz dem physischen Körper zuordne.

Yang, das Kronenchakra ist der geistige Gegenpol vom gerade beschriebenen Steiß. Es ist keinem Element zugeordnet, soll seinen Sitz aber im Großhirn haben, wo es zur Vollendung des Menschen beiträgt. Hier entsteht die Verbindung unseres Energiefeldes mit dem universellen Energiefeld. Dieser Pol kann also nur zu einem Körper gehören: dem spirituellen Körper.

Die beiden Achsen in der Abbildung unseres Körpers

Die X- und Y-Achse habe ich nun erklärt, nicht aber deren Kreuzungspunkt, und das ist jene Stelle auf der Wirbelsäule, an der wir die Energie des Herzchakras finden. Dort sind wir im Heilzentrum und der Energie der Liebe und des Lebens.
Wenn wir glücklich sind, dann surrt ein Energiegenerator in unserer Brust, und je stärker das Glück ist, desto stärker die positive Energie. Genau dort treffen sich die beiden Achsen.

Was aber passiert bei negativen Emotionen?

>»Wenn ich die richtigen Emotionen erreichen kann,
dann kann ich alles erreichen.«

Esther und Jerry Hicks

Esther und Jerry Hicks channeln ein Wesen namens Abraham, das heißt, sie fassen Informationen aus einer höheren Dimension in Worte, die von einer hochentwickelten Entität kommen und uns helfen sollen, das Gesetz der Anziehung zu verstehen und anzuwenden. Sie haben außerdem eine Emotionsskala entwickelt, die auf 22 Stufen Gefühle wie Freude/Freiheit/Liebe/Wertschätzung (Stufe 1), Optimismus (Stufe 5), Langeweile (Stufe 8), Sorge (Stufe 14) und Trauer/Depressionen (Stufe 22) beschreibt (siehe weiter oben). Wir erkennen selbst an dieser sporadischen Aufzählung, dass nur etwa ein Drittel für gute Gefühle reserviert ist, denn bereits ab Stufe 8

physischer Körper:	*mentaler Körper:*
Gegenwart,	Großhirn,
Hülle / Gefäß,	Speicher,
größte Dichte,	Vergangenheit,
Vergänglichkeit	EGO,
	Vergänglichkeit

emotionaler Körper:	*spiritueller Körper:*
emotionales Gedächtnis,	Raum- und Zeitlosigkeit,
Seelenspeicher,	Allgegenwärtigkeit,
Urinstinkte,	Bewusstsein,
Überlebenstrieb,	kollektives Bewusstsein
Ängste,	
Seelenprägung,	
Vergangenheit	

Abb. 1: Die vier Körper *(Quelle: © Dietmar Schenk)*

schlägt die Skala zumindest in Langeweile um, und weiter Richtung 22 wird es auf keinen Fall besser. Betrachten wir uns nun die Abbildung auf Seite 64, dann erkennen wir, dass die negativen Emotionen nur auftreten können, weil wir uns aus dem Mittelpunkt der Achsen herausbewegen. Ich muss nicht extra erwähnen, dass es sich hierbei auch um den Vierpol handelt?

Wenn wir uns also aus dieser Mitte herausbewegen, sagen wir einmal nach oben links, dann befinden wir uns nur im physischen Körper. Ein Mensch, der nur im *ersten Quadrat* unterwegs ist, hat mit Spiritualität nichts am Hut. Er ist Atheist, und für ihn gibt es nur, was er sieht und anfassen kann. Fertig.

Das Gegenteil davon sind die vermeintlich Erleuchteten im *dritten Quadrat* (spiritueller Körper), die grinsend und leichtfüßig durchs Leben schweben, jeden lieben und weit davon entfernt sind, sich über irgendetwas aufzuregen. Sagt man einem solchen Exemplar: »Dein Haus brennt«, dann entlockt man ihm die Antwort: »Ist doch nicht schlimm. Das Universum sorgt doch für mich.«

Die im *zweiten Quadrat* (mentaler Körper) Beheimateten sind vornehmlich auf den Verstand gedrillt. Sie wollen den vergänglichen Speicher mit (oft wertlosen) Informationen füllen. Das kann sich durch Fernsehsucht ausdrücken, durch das Verschlingen von Büchern, oft auch durch das Verkriechen in eine Scheinwelt. Hier sitzt das Ego, das befriedigt werden möchte, und der ständig plappernde Verstand ist pausenlos tätig.

Dem gegenüber steht das *vierte Quadrat*. Hier haben Verstand und Ego nichts zu melden, stattdessen aber die Instinkte und Gefühle. Im Extremfall lebt ein solcher Mensch am Leben vorbei, befriedigt nur noch seine Überlebensfunktionen und kann sich einmal himmelhoch jauchzend fühlen – und dann wieder zu Tode betrübt.

Niemand wird sich ständig auf der Mitte des Achsenkreuzes befinden, und das ist auch nicht Sinn der Sache, denn gesund ist nur, wenn wir uns in einer ständigen Entwicklung und Entfaltung befinden, und das bedeutet, auf das obige Diagramm angewendet, dass alle Energiekörper intakte Felder sind und sich verändern, indem sie alle in einem ausgeglichenen Verhältnis durchlebt werden. Mal ist man eben mit seinem Glauben oder der spirituellen Überzeugung beschäftigt, mal im Garten unterwegs, um sich zu erden. Die Mischung macht's.

Die verkannte Kraft: der Magnetismus

Um den Vierpol verständlich erklären zu können, muss der Magnetismus mit herangezogen werden, denn diese Kraft ist auf unserem Planeten allgegenwärtig und wird u. a. von der Elektrizität erzeugt. Diese finden wir nicht nur in der Atmosphäre, wo sie sich bei genügend großer Spannung in Gewittern entlädt, auch die Erde selbst erzeugt ein elektrisches Feld, indem sie sich mit ihrem flüssigen Magma um einen festen Eisenkern dreht. Diese Elektrizität erklärt zwei der vier Pole. Die anderen beiden Pole steuert der Magnetismus bei, der senkrecht auf die Erdelektrizität induziert wird.

Wir alle kennen den magnetischen Nordpol und seine südliche Entsprechung. Dieses magnetische Feld ist stark genug, um mit einfachen Mitteln erfasst werden zu können. In früheren Jahrhunderten reichte der Seefahrt dazu ein magnetisierter Nagel, der an einem Faden aufgehängt war. Das Erdmagnetfeld drehte ihn so, dass daraus die Fahrtrichtung abgelesen werden konnte. Heute tut das ein Kompass wesentlich genauer.

Das Erdmagnetfeld ist ein wichtiges Phänomen mit unübersehbaren Auswirkungen auf unsere äußere Welt. Es beeinflusst alles, was lebt: den Menschen, die Natur und ihre Tiere und Pflanzen. Umgekehrt hinterlassen all diese Lebewesen ihre Spuren darin. So nimmt auch der Mensch Einfluss auf das Schwingungs- und Magnetfeld der Erde.

Wenn der Mensch denkt, dann produziert er elektrische Impulse, die über Nervenbahnen verschickt werden. Und wie ein elektrischer Strom im Kupferkabel, so induzieren diese elektrischen Impulse aus dem Gehirn ein Magnetfeld – ein äußerst schwaches, aber immerhin messbares. Ich brauche sicherlich nicht explizit zu erwähnen, dass der Mensch seine eigenen magnetischen Felder entsprechend seinem Denken und Handeln erschafft, das heißt, dass sie die Substanz seines freien Willens beinhalten und diese an das Magnetfeld der Erde weitergeben, denn damit stehen sie in ständiger Wechselbeziehung. Der freie Wille überträgt sich auf die feinen Schwingungen der Erde. Diese Wechselbeziehung bedeutet im Umkehrschluss natürlich auch, dass der Mensch die Reaktionen der Erde auf seine Denk- und Handlungsweise wieder zurückübertragen bekommt. Der Weisheit letzter Schluss daraus ist: Was der Mensch seinem Planeten, seiner Wohnstatt antut, das fügt er sich selbst zu.

Der Einfluss des Erdmagnetfeldes auf niedere Lebewesen

Die Technik ist in allen Bereichen sehr weit fortgeschritten. Mit hochkomplizierten Messgeräten können sehr subtile Daten aufgenommen werden. Auch das Aufspüren und Messen sehr feiner Magnetfelder am menschlichen Körper, zum Beispiel jener des Gehirns, ist heute möglich. Wenn wir denken, dann erhöht sich die Hirnaktivität, und das bringt eine erhöhte magnetische Aktivität mit sich. Prinzipiell ist jeder elektrische Vorgang im Körper, also auch die Übertragung elektrischer Impulse, mit der Induktion entsprechender Magnetfelder verbunden.

Jeder von uns produziert durch seine Gedanken und Emotionen sein eigenes Energiefeld um sich herum, und das Magnetfeld ist ein Teil davon. Über dieses, sein eigenes, individuelles Magnetfeld, spricht der Mensch mit der Erde und teilt ihr so seine Gedanken und Gefühle mit. Diese ständige Wechselbeziehung ist der Wissenschaft schon lange bekannt, bereits Mitte des 19. Jahrhunderts wurde vermutet, dass Zugvögel zur Orientierung das Erdmagnetfeld benutzen. Was damals noch eine bloße Vermutung war, ist inzwischen bei zahlreichen Tierarten nachgewiesen worden, denn Vögel und Fledermäuse, viele Insekten wie Bienen, Fruchtfliegen und Ameisen, aber auch Thunfische, Rochen, Langusten, Haie und Wale sowie Lurche, Schnecken, Schildkröten, Alligatoren und viele andere mehr bedienen sich ganz offensichtlich dieser in der Seefahrt beliebten Navigation. Selbst Pflanzen und verschiedene Bakterien unterliegen dem Einfluss des Erdmagnetfeldes, denn diese Lebewesen enthalten magnetische Partikel, die vor allem in dem Mineral Magnetit zu finden sind. Diese Partikel (Magnetosomen) sind die Antennen für die Orientierung im Magnetfeld.

Der Mensch und das Magnetfeld

Das Erdmagnetfeld ist zwar von relativ geringer Feldstärke, aber dennoch geht von ihm eine erhebliche Bedeutung für die menschliche Gesundheit aus, die nicht zu leugnen ist. Was läge näher, als Astronauten zu beobachten, die oft für lange Zeit dem Magnetfeld der Erde entfliehen? Veränderungen ihres Blutes, der Muskulatur und eine schleppende Regeneration nach einem Weltraumaufenthalt sprechen eine deutliche Sprache. Diese bekommt noch mehr Gewicht, wenn man weiß, dass nach einem Einbau von Magnetfeldgeneratoren in die Raumschiffe diese Probleme nicht mehr auftraten. Der Test an Freiwilligen in irdischen Labors bestätigte das: Der Biorhythmus wird erheblich gestört, wenn der Mensch dem magnetischen Umfeld nicht mehr ausgesetzt ist.

1992 entdeckten Forscher des Californian Institut of Technology in Pasadena bei Studien an Verstorbenen, dass im menschlichen Gehirn Magnetkristalle in signifikanter Anzahl vorkommen. An den meisten Stellen waren dies fünf Millionen Magnetitpartikel, aber die Hirnhäute bestanden sogar aus 100 Millionen dieser Partikel pro Gramm. Dabei handelte es sich um Klumpen von 50 bis 100 Partikeln, die sehr stark den Magnetosomen in Bakterien ähnelten. Magnetit reagiert eine Million Mal stärker auf ein äußeres Magnetfeld als jedes andere biologische Material. Dass diese magnetischen Sensoren sich einer Einflussnahme des Erdmagnetfeldes entziehen könnten, dürfte kaum jemanden überzeugen.

Die magnetischen Partikel in unserem Gehirn sind allerdings nicht nur als Sensoren tätig, sondern auch als Antennen. Ich will damit noch einmal ins Gedächtnis rufen, was ich oben schon postuliert habe: Unser Denken und Handeln wirkt sich auf das Magnetfeld der Erde aus. Das Magnetfeld unseres schönen blauen Planeten registriert all unsere Handlungen, und dies kehrt wieder zu uns zurück. Dabei ist es egal, ob wir diese Schwingungen lieben oder nicht. Geht es um Negatives, dann meine ich nicht nur Tätigkeiten mit Eingriffen in den Erdkörper, wie den Erzbau, den Tunnelbau, das Verarbeiten von Stahlbeton oder das Aufstellen von Sendemasten. Auch Gedanken beeinflussen den mentalen Körper der Erde. Das Denken von 6,5 Milliarden Menschen kann nicht einfach ignoriert werden.

Die empfindlichen Erdmagnetfelder registrieren sicherlich jede mit Liebe zur Umwelt ausgeführte Aktion, aber auch Dissonanzen wie Gewalttätigkeit. Fehlverhalten wirkt sich – ungünstig für uns – mit Sicherheit auf der ganzen Erde aus, nämlich auf das Klima, auf die Natur und auf uns selbst. Es wirkt sich sogar auf das Verhalten der Tierwelt aus. Über Auswirkungen dieser Art gibt es sogar wissenschaftliche Studien, die es uns klarmachen sollten:

Magnetfeldschwankungen der Erde führen zu einem kleinen, aber dennoch unübersehbaren Anstieg von Depressionen mit einem ebenso dramatischen Anstieg von Einweisungen in psychiatrische Kliniken. Dies wurde 1994 von einer englischen Universität publiziert.

Der Nobelpreis für Chemie wurde 2003 für die Entdeckung verliehen, dass der Wassertransport im Menschen über einen magnetischen Mechanismus gesteuert wird. Wird dieser Mechanismus behindert, sind Störungen von zahlreichen biochemischen und biophysikalischen Prozessen die Folge.

Geomagnetische Schwankungen verursachen bei Frauen einen Anstieg der Selbstmordrate, sagte 2006 die Universität in Melbourne.

2008 zeigte ein russischer Versuch, dass bei Versuchspersonen in magnetisch abgeschirmten Räumen erhebliche Hirnleistungsstörungen auftraten. Das Magnetfeld der Erde scheint also auch einen beträchtlichen Einfluss auf die Gehirnfunktionen zu haben.

Und ebenfalls 2008 fand man im israelischen Rabin Medical Center heraus, dass geomagnetische Störungen einen bezeichnenden Anstieg von Gerinnungs- und Entzündungsparametern im Blut des Menschen verursachen, wodurch das Risiko von Gefäßerkrankungen steigt. Schwankungen der Magnetstärke verursachen außerdem ein vermehrtes Auftreten von Herzrhythmusstörungen.

Allein diese wenigen Beispiele zeigen in aller Deutlichkeit, dass unser Leben, vielmehr die Qualität desselben, ganz erheblich vom Magnetfeld der Erde abhängt. Sein Einfluss auf Körper und Psyche ist groß genug, dass Schwankungen dieses Feldes spürbare Auswirkungen auf unsere Befindlichkeit haben, mehr noch, es vermag über die Fortdauer unseres Lebens zu entscheiden. Wir haben gelesen, dass signifikante Änderungen im geomagnetischen Feld zu Depressionen führen und sogar Selbstmord nach sich ziehen können, und das ist auch kein Wunder, denn unsere Gehirnarbeit wird durch elektrische Impulse geleistet, und diese induzieren Magnetfelder. Dabei lehnt sich die Taktfrequenz des Erdmagnetfeldes mit durchschnittlich 7,5 Hz an den Alphazustand unseres Gehirns an, den wir erreichen, wenn wir völlig entspannt sind und unser Verstand ruht.

Dass das Erdmagnetfeld nicht nur unser Gehirn und die Gedanken beeinflusst, sondern auch auf die Biologie des Körpers Einfluss nimmt, ist ebenfalls den Studien zu entnehmen und aus der Zellbiologie bekannt. Zellen antworten selbst auf schwache Magnetfelder mit heftigen Reaktionen. Dass Wale aufgrund lokaler Veränderungen des Erdmagnetfeldes stranden und verenden, ist eine bewiesene Tatsache.

Auswirkungen von Änderungen im Erdmagnetfeld

Was könnte die Folge sein, wenn sich dramatische Änderungen im Magnetfeld der Erde ergeben?
Das Erdmagnetfeld ist für die Existenz aller auf der Erde beheimateten Lebewesen Voraussetzung, denn es beeinflusst nicht nur unser Leben in oben beschriebener Weise, sondern bildet auch einen

Schutzschild gegen die hochenergetische kosmische Strahlung, die geladenen Teilchen des Sonnenwindes. Die Interaktion dieser Teilchen mit dem Magnetfeld ist an den Polen als Polarlicht (Aurora) zu bestaunen. Doch wie lange können wir dieses Naturschauspiel noch genießen?

Die Wissenschaft geht davon aus, dass uns eine Polumkehr bevorsteht und hat dafür triftige Gründe. Messungen in der Kernmantelzone haben ergeben, dass an manchen Stellen der Magnetfluss bereits in die entgegengesetzte Richtung verläuft. Im Südatlantik ist schon eine solche Anomalie entstanden, denn durch das dort prangende Loch dringen vermehrt hochenergetisierte Partikel in die Atmosphäre ein. Auch die Ostküste Nordamerikas und die Antarktis sind betroffen. Dass es sich dabei nicht um eine vorübergehende Schwäche handelt, ist gewiss, denn die Bereiche vergrößern sich stetig und bewegen sich kontinuierlich in Richtung Pol.

Der nächste Polsprung ist schon seit mehreren hunderttausend Jahren überfällig. Aber die Anzeichen mehren sich, dass er sich in den nächsten 1000 Jahren ereignen wird. Das ist das eine. Dass die Beschaffenheit des Erdmagnetfeldes, wie schwach oder gerichtet es auch immer sein mag, von großer Bedeutung für uns ist, ist das andere. Den Polsprung können wir nicht verhindern, aber unser Verhalten kann dafür sorgen, dass er für uns glimpflich verläuft. Wer jetzt denkt: In 1000 Jahren bin ich ohnehin nicht dabei, den möchte ich fragen: Bist du sicher?

Ein paar Gedanken über die Zelle

Um das Bild des Vierpols abzurunden, schließe ich nun noch ein paar Worte über die Zelle an. Als kleinste Funktionseinheit des Körpers ist sie ständig in Bewegung. Sie erzeugt eine Schwingung, indem sie sich kontinuierlich ausdehnt und wieder zusammenzieht. Mit dieser Schwingung baut jede Zelle ein Energiefeld um sich herum auf. Diese Schwingung ist aber nicht selbstverständlich und kann durch vielfältige Einflüsse behindert werden. Die traditionelle chinesische Medizin (TCM) besagt zum Beispiel, dass negative Emotionen, wie Wut, Übererregung, Ärger, Angst, Sorgen und Traurigkeit, die Zellschwingung auch negativ verändern können. Dadurch können die Zellen überaktiv werden, zu viel Energie abstrahlen und so ihre energetische Dichte erhöhen. Dieses Zuviel an Energie kann nicht schnell genug von den Meridianen abtransportiert werden. Es entsteht eine Energieblockade. Schränken die Zellen aber ihre Aktivität ein, dann entsteht ein energetischer Mangel.

Betrachten wir uns das fantastische Wesen einer Zelle weiter, dann werden wir letztendlich der Entstehung von Krankheiten gewahr. Auch hier hilft uns die TCM weiter, indem sie uns erklärt, wie eine Zelle beschaffen ist und arbeitet. Die Zelle besteht aus einer Membran, aus Zytoplasma und aus einem Zellkern. Sie enthält Flüssigkeit, Proteine, Organellen, DNS und RNS, was alles der Materie zugehörig ist. Zieht sich die Zelle zusammen, wird diese Materie aus dem Inneren herausgepresst und in Energie außerhalb der Zelle umgewandelt. Wenn sie sich ausdehnt, dann saugt sie diese Energie wieder in sich hinein und konvertiert sie zu Materie. Unter normalen Umständen ist dieser Vorgang im Gleichgewicht, doch wenn es gestört ist, z. B. durch oben genannte Gemütszustände, kann Krankheit entstehen. So ist der TCM zufolge jede Krankheit das Ergebnis eines Ungleichgewichts in der Transformation zwischen der Materie in der

Zelle und der Energie außerhalb der Zelle. Wohl gemerkt: das Ergebnis, nicht die Ursache. Als Ursache ist ganz klar das Gefühl zu nennen.

Die falschen Emotionen deformieren den Vierpol

Warum habe ich nun einen vielleicht zunächst nicht nachvollziehbaren Ausflug vom Vierpol in die Welt des Magnetismus und der Zellen gemacht? Warum habe ich dir so viel von Gedanken und Emotionen erzählt? Der Zusammenhang ist ganz einfach und essenziell: Schlechte Gedanken erschaffen schlechte Emotionen. Dadurch entstehen entsprechende Magnetfelder, die das Magnetfeld der Erde beeinflussen. Dieses so beeinträchtigte Magnetfeld wirkt sich wiederum auf uns aus.

Sowohl das Erdmagnetfeld als auch das Magnetfeld unserer Gedanken nimmt unter anderem Einfluss auf unsere Zellen, die in stetiger Schwingung sind. Wird das Gleichgewicht zwischen Ausdehnen und Zusammenziehen gestört, kann Krankheit entstehen, und wird es permanent gestört, entsteht auf jeden Fall Krankheit. Pulsiert eine Zelle, dann bewegt sie Energie, die über die Meridiane abtransportiert, aber auch zugeführt wird. Auch die Meridiane arbeiten mit Magnetismus, denn sie sind biomagnetische Leiter. – Der Magnetstreifen auf der Rückseite der original Synergemo®-Card hat die Aufgabe, beim Anfassen Meridiane an den Fingern kurzzuschließen und damit Blockaden aufzulösen. Achte bitte einmal auf deine Finger, wenn du die Original-Karte in die Hand nimmst.

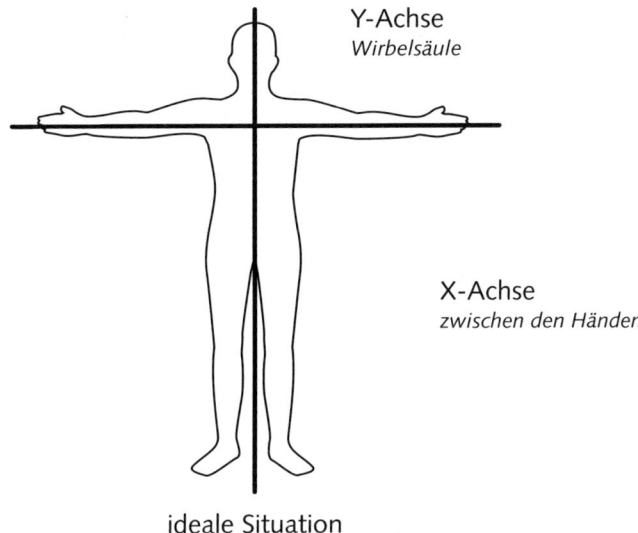

ideale Situation

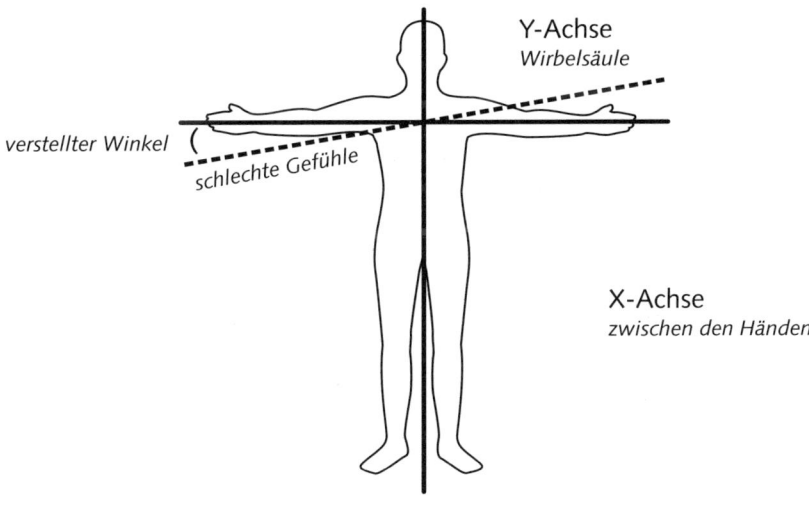

individuelle Situation

Abbildung 2: Der ideale und der deformierte Vierpol *(Quelle: © Dietmar Schenk)*

Schlechte Emotionen haben auch einen maßgeblichen Einfluss auf den Vierpol, der die von uns gewünschten und dringend benötigten essenziellen Informationen mit der Lebensenergie koppelt. Wenn wir uns in der Mitte des Lebens (in einem rechtwinkligen Vierpol) befinden, dann sind wir ausgeglichen und zufrieden. Weichen die beiden Achsen aber vom rechten Winkel ab, dann sind schlechte Gedanken und Emotionen am Werk. Oder umgekehrt betrachtet: Schlechte Gedanken und Emotionen drücken uns aus dem rechten Winkel des Vierpols heraus. Leider ist es nicht so, dass ein deformierter Winkel automatisch wieder 90 Grad erreicht, wenn wir uns wohl fühlen, denn mit einem intakten und stabilen Vierpol hätten wir erst gar nicht die Gelegenheit, negativ zu denken, zu bewerten und uns schlecht zu fühlen. Die meisten Menschen leben meiner Erfahrung nach mit einem Winkel der beiden Achsen von etwa 70 Grad zueinander. Positiv eingestellte Menschen können es kurzzeitig auf 88 Grad schaffen, zeigen aber meist um die 80 Grad an, und ist jemand der Meinung, er sei auf der Schattenseite des Lebens geboren, dann ist er permanent mit etwa 50 Grad unterwegs.

Unsere Aufgabe auf Erden ist es also nicht nur, uns gut zu fühlen und damit das Gewollte und Gewünschte ins Leben zu holen, sondern auch, den Vierpol so zu gestalten, dass er stabil ist und die Lebensenergie perfekt fließen kann. Dann wirkt der Quantencode wie ein offenes Tor zum Quantenfeld. In der Regel ist das Achsenkreuz des Vierpols mit dem integrierten Quantencode aber durch entsprechende Gedanken und Gefühle aus seiner Perfektion gerissen. (Siehe Abbildung 2)

Ein Verschiebungswinkel von 45 Grad ist das Niedrigste, was wir erreichen können. Dann sind wir so blockiert, der Quantencode so verstellt, dass die essenziellen Lebensinformationen an uns abfließen wie Wasser vom Ostfriesennerz. Sie können sich nicht mit der Lebensenergie verknüpfen und in uns wirken. Je mehr wir aber an den

Optimalzustand von 90 Grad heranreichen, desto mehr lebenswichtige und lebensbejahende Informationen durchströmen uns und bereichern unser Leben. Das wirkt sich nicht nur so aus, dass wir uns wohl fühlen, sondern alles, was wir uns wünschen, tritt nun auch in unser Leben. Wir sollten also immer darum bemüht sein, mit einem möglichst rechtwinkligen Vierpol zu leben. Dann ist der Quantencode wie an einem Tresorschloss perfekt eingestellt und lässt alles durch, was wir zum Glück benötigen.

Unser Leben wird mit abnehmendem Achsenwinkel immer weniger spürbar und erfahrbar, und so entfremden wir uns immer mehr vom Leben, also vom gegenwärtigen Augenblick. Daran ist vor allem unser Bestreben schuld, alles mit dem Verstand im Voraus zu planen, sich über die Vergangenheit zu ärgern oder sich um die Zukunft zu sorgen. Der Körper will diese Vorgehensweise nicht hinnehmen. Mit der Ausschüttung bestimmter Substanzen (Hormone, Enzyme) sagt er uns deutlich, dass in unserer Sichtweise etwas nicht stimmt. Das fühlt sich ganz und gar nicht gut an. Damit will er uns aus dem verstandesorientierten Steuern unseres Lebens – sprich: dem Ärgern über die Vergangenheit oder dem Sorgen um die Zukunft – ins Hier und Jetzt holen.

Wer Schmerzen hat, wem es so richtig dreckig geht, dem ist alles andere erst einmal egal. Je mehr wir uns also im Sumpf des Verstandes suhlen, abgeschnitten von der alles durchdringenden Lebenskraft, desto schlechter fühlen wir uns. Das reicht im Extremfall bis hin zur Depression. Körperlich betrachtet sind auch Depressionen nur die Folge des Ungleichgewichts von vom Körper ausgeschütteten – messbaren – Substanzen, mit denen er uns vom falschen Weg abbringen möchte. Dieser Vorgang entsteht nur durch unsere Gedanken. Sie sind Folgen eines verzerrten Selbstbildes und einer eingeschränkten Weltsicht. Sie machen sich als Informationsverlust in unserer Existenz bemerkbar.

Die *Synergemo®-Card* bringt dich auf andere Gedanken und in eine andere Stimmung. Sie ist dafür ausgelegt, dass sie schlechte Gedanken und Emotionen auflöst und den Fluss der Information verbessert.

Informationsverlust in unserem Körper kann mit moderner Medizin tatsächlich nachgewiesen werden, z. B. mit technologisch aktuellen Systemen der Informationsmedizin. Auch die Energie des Vierpols und die Ausrichtung des Achsenkreuzes sind mit radiästhetischen Systemen messbar. Das ist von großer Bedeutung, denn Informationsverlust macht sich mannigfaltig bemerkbar. Er ist die Grundlage der Funktionseinschränkungen von einzelnen Zellen, dann von Zellverbänden, Organen und schließlich des Gesamtsystems. Damit schließt sich der Kreis zu oben Gesagtem, dass nämlich unser Körper – Materie – aus sich allein nicht lebensfähig ist. Dazu ist Information aus anderen Dimensionen notwendig. Jede Zelle, jede biochemische Reaktion in einer Zelle, braucht Information als Grundlage, und diese kommt aus dem Quantenraum. Ist die Information eingeschränkt, so wird auch die Funktionsweise der Zelle eingeschränkt sein.

Indem uns unser Körper darauf aufmerksam macht, wenn wir uns von der Fülle des Lebens und dem Lebensglück zurückziehen, beweist er uns seine Weisheit. In unzähligen Zuviels und Zuwenigs von allen möglichen Substanzen zeigt er uns auf, dass wir auf dem Holzweg sind, und lässt uns Unwohlsein und Krankheit erleben.

Was wir von einem deformierten Vierpol erwarten können

Um aufzuzeigen, wie sich ein nicht im Achsenkreuz befindlicher Vierpol auf unser Leben auswirkt, erlaube ich mir einen Schlenker und hole etwas weiter aus. Jetzt wird es zwar technisch, aber nicht so, dass es nicht verstanden werden könnte.

In früheren Jahren war ich als Ingenieur für Film- und Fernsehtechnik in der Weltgeschichte unterwegs und darin sehr erfolgreich. Ich war der erste Deutsche, der obendrein die erste digitale Bearbeitung eines Films von der technischen Seite her unterstützte, und das war *Comedian Harmonists*. Danach war ich der einzige Spezialist für diese

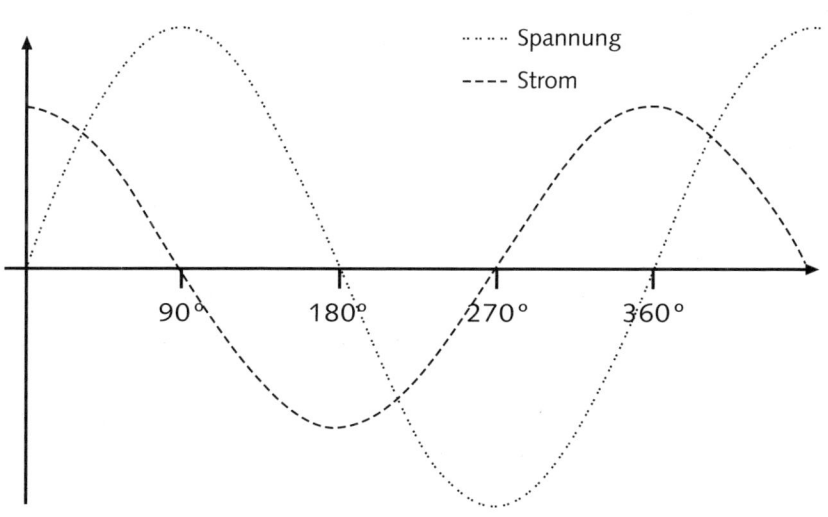

Abbildung 3: Phasenverschiebung

Art der Filmbearbeitungstechnik im deutschsprachigen Raum, und zwar für einige Jahre. Ich will nun hier nicht damit prahlen, sondern nur deutlich machen, dass ich verstehe, wovon ich schreibe. Die Parallelen der Elektrotechnik zum Vierpol sind einfach unübersehbar, deshalb muss ich sie hier anbringen.

Wenn ein Kabel von einem pulsierenden elektrischen Strom durchflossen wird, dann baut dieser, wie oben bereits erwähnt, ein Magnetfeld um sich herum auf, das im Idealfall senkrecht auf dem Kabel steht. Es bildet also einen 90-Grad-Winkel mit der Richtung des Stromflusses. Ich schreibe »Idealfall«, weil es diesen in der Regel gar nicht gibt, ein wenig Verlust ist immer einzurechnen.

Ein weiteres Phänomen des 90-Grad-Winkels finden wir beim Wechselstrom, der je nach Frequenz ständig seine Richtung ändert. In unserem Leitungsnetz finden wir diese Richtungsänderung 50-mal in der Sekunde, was einer Frequenz von 50 Hz entspricht. Die Spannung wird also von 0 Volt gleichmäßig auf den Höchstwert aufgebaut, und der Strom folgt diesem Aufbau (ideal) ohne Verzögerung. Dieser Idealfall gilt für einen Stromkreis ohne Verbraucher. Sobald jedoch kapazitive oder induktive Größen ins Spiel kommen, entsteht ein Versatz zwischen Spannung und Strom, der – auch wieder im Idealfall – einen Versatzwinkel von bis zu 90 Grad erreichen kann (siehe Abbildung 3). Dieser Versatzwinkel lässt sich leicht verformen, wenn wir die Werte der Bauteile, zum Beispiel einer Spule (Induktivität) oder eines Kondensators (Kapazität), veränderbar machen, denn damit verschieben wir den Phasenwinkel nach Lust und Laune. Ich möchte fast behaupten, dass jeder schon einmal so einen Regler bedient hat, nämlich am Radio oder einem anderen Empfänger. Mit Verändern der kapazitiven und induktiven Widerstände wird das Gerät auf die Frequenz des Senders eingestellt, den man empfangen möchte. Ist die Einstellung perfekt, dann kommt auch glasklar das rein, worauf die Wahl gefallen ist. Gelingt die Einstellung nicht oder nicht perfekt, erhalten wir Knacken, Rauschen und Musik aus benachbarten Sendern beim Radio und Schnee und verzerrte Bilder beim Fernsehen. Wir sprechen dann von einem schlechten Empfang.

Zurück zum Vierpol. Auch hier geht es um einen Empfang, nämlich um den Empfang der weiter oben erwähnten essenziellen Information, die für unser Leben maßgeblich sind. Die Qualität des Empfangs hängt auch hier davon ab, wie gut unser Empfangssystem (der Quantencode) eingestellt ist – sprich: Wie nahe der Achsenwinkel des Vierpols an die 90 Grad heranreicht. Wir haben weiterhin gelernt, dass ein Ungleichgewicht von Geben und Nehmen (und einiger anderer Paare) auf der X-Achse und eine starke Tendenz ENTWEDER hin zur Erde ODER hin zum Spirituellen auf der Y-Achse sehr ungünstig sind. Das Resultat dieser Unausgeglichenheit ist, dass wir uns schlecht fühlen. Auf der Emotionsskala von Esther und Jerry Hicks ist das zumindest eine Unzufriedenheit. Die unangenehme Emotion drückt wohin? Genau, auf den Punkt, wo sich die beiden Achsen kreuzen: das Herzchakra. Auch wenn manche jetzt sagen werden, dass sie sich eher im Magen flau fühlen oder dass es ihnen den Hals zuschnürt, so ist die Quelle dennoch das Herzchakra.

Es gibt den Ausdruck, dass jemand, der schlechte Laune hat, *verstimmt* ist. Das trifft den Nagel auf den Kopf, denn wenn der Empfänger nicht auf den Sender abgestimmt ist, der Empfänger also verstimmt ist, werden je nach Grad der Verstimmung die gewünschten Informationen ausgeblendet und durch eine nicht definierte Information überlagert. Im Fachjargon ist das als Rauschen bekannt, aber jeder Radio- und Fernsehkonsument hat das sicherlich auch schon erlebt und weiß, wovon die Rede ist.

Auf die Lebensenergie übertragen kommt tatsächlich nur noch qualitativ schlechte und zu wenig Information für ein perfektes Leben bei uns an, die Lebensenergie ist nicht auf dem Höhepunkt, und das Leben verläuft nicht so wie gewünscht. Verstärkt sich dadurch die

Unzufriedenheit bzw. das schlechte Gefühl, dann nimmt auch die Deformierung des Achsenkreuzes zu, und es kommt noch weniger wichtige Information durch. Der Teufelskreis beginnt, der Verstand schaltet sich ein und sucht nach Ursachen. Er möchte wissen, warum sein Wirt sich so schlecht fühlt, und das kann er am besten durch Vergleiche anstellen.

So wühlt er vielleicht in der Vergangenheit herum, wo Ähnliches schon vorgefallen ist, und erkennt, dass ihm dieselben Dinge immer wieder passieren. Er fühlt sich als Opfer, vom Leben benachteiligt und formt sich ein Szenario zurecht, dass es in der Zukunft kaum anders sein könne. Befürchtungen treten auf, die das schlechte Fühlen und entsprechende Gedanken weiter verstärken. Der Vierpol wird auf den entsprechenden Sender eingestellt, und dieser hat Namen wie »Mangel-TV« und »Opfer-Radio«. In der Feinjustierung lässt er jene Informationen durch, die genau die richtigen Situationen formen, damit das Befürchtete auch seinen Platz findet und sich manifestieren kann. Selten bleibt es bei der Unzufriedenheit, denn die schlechten Gedanken und Gefühle verformen den Vierpol immer weiter.

Nun passiert Folgendes: Wir wissen, dass Materie aus sich allein heraus nicht lebensfähig ist, so dass es der Information aus übergeordneten Dimensionen bedarf. Im Umkehrschluss bedeutet das, dass diese (falsche) Information, die nun in unser Leben strömt, sich manifestiert, nicht nur als Situation, die wir anziehen, sondern auch als Krankheit im Körper. Das liegt zum einen daran, dass das Herzchakra, das geschwächte Heilzentrum, von wo aus der Druck an den Vierpol weitergegeben wird, die anderen Körperzentren mit zweifelhafter Energie versorgt. Darüber hinaus bestimmt die nun einströmende - destruktive - Information, wo es langgehen soll. Das Lebensbejahende wird immer weiter verdrängt.

Auf diese Weise etablieren sich heutzutage bereits Krankheiten, die vor Jahrzehnten noch völlig unbekannt waren. Das Spektrum wird immer größer, genauso wie sich die Marken der Radios und Fernseher vermehren, der Autos und was weiß ich noch alles. Gebietet dem denn nicht endlich jemand Einhalt?

Es macht ganz gewiss wenig Sinn, an der mittlerweile unendlichen Vielfalt von Symptomen herumzudoktern, ohne vorher das Problem zu beseitigen. Natürlich können zusätzlich Blockaden gelöst und feinstoffliche Energien gestärkt werden. Mit der Zeit wird der Klient dann auch verstehen, warum er leidet. Aber es gibt quasi eine Abkürzung zum Ziel, denn durch das Entfernen des Drucks auf das Achsenkreuz, der schlechten Gedanken und Gefühle also, kann der Vierpol wieder gerichtet werden.

Das ist allein oft nur schwer zu erreichen. Doch entkommt jemand dem Druck alleine nicht, dann steht ihm das Heer von verschiedensten Therapeuten zur Verfügung – und die *Synergemo®-Card*. Du hast mit diesem Buch ein Modell erworben und kannst sofort anfangen, damit an dir zu arbeiten. Gerade rechtzeitig vor Abgabe des Manuskripts ist es mir zudem gelungen, die Wirkung der *Synergemo®-Card* mit medizinischen und radionischen Messgeräten nachzuweisen. Bevor ich jedoch zur Beschreibung der Karte komme, möchte ich noch ein wenig tiefer in das Phänomen *Synergemo®-Card* eintauchen.

5. Kapitel

Die Synergemo®-Card

Aufbau und Features der Synergemo®-Card

Die original *Synergemo®-Card* ist als materielle Erscheinung sicher nichts Umwerfendes. Ein Stück Plastik eben, mit einem blau-türkisen Farbverlauf verschönert. Doch schon die Auswahl der Farben hat einen Sinn, denn Farben nehmen Einfluss auf unsere Psyche.

An was erinnert uns eine tiefblaue Farbe? Ganz bestimmt an einen wolkenlosen Himmel. Deshalb strahlt sie Ruhe aus und Vertrauen, aber auch Schönheit, Sehnsucht und Pflichttreue. Dass Blau beruhigend wirkt, wird auch in der Zoologie geschätzt. Hier hat sich gezeigt, dass Tiere, die einem Licht dieser Farbe ausgesetzt sind, ruhig und gelassen erscheinen und sich wohl fühlen. Auch die Autoindustrie macht sich diesen Umstand zunutze und setzt blau strahlende Armaturen ein.
Türkis bzw. Cyan hat einen ebenso positiven Effekt auf unser Gemüt, erinnert uns diese Farbe doch an das Meer, an einem Sonnentag und

an Frische. Sie vermittelt Wachheit, Bewusstheit, Klarheit, Freiheit und geistige Offenheit.

Beide Farben zusammen wirken auf dich, wenn du die Karte zur Hand nimmst. Der Einfluss geschieht unbewusst, aber gezielt. Du wirst diese Ruhe in dich aufnehmen und dies auch sehr bald spüren. Die Ruhe und Gelassenheit, die von der blau-türkisen Farbe ausgehen, unterstützen dich sehr bei deinem Bestreben, Negativität loszuwerden, denn schlechte Gedanken und Gefühle sind mit allen möglichen Zuständen verlinkt, nur nicht mit Ruhe und Gelassenheit. Viele Anwenderinnen und Anwender berichteten, dass sie die Karte zur Hand nahmen, weil sie sich aufgeregt hatten. Doch schon bald danach war ihnen das Thema schnurzpiepegal. Es ist, als ob man von einem Streit abgelenkt wird und in den blauen Himmel oder aufs weite Meer hinausschaut, in ein Aquarium oder sich sofort an einem karibischen Strand wiederfindet. Die Befreiung von der Negativität, einfach durch das Anfassen der Karte, ist einfach toll, auch wenn es für viele zunächst unglaublich erscheint. Wenn es beim ersten Mal nicht funktioniert, dann beim zweiten oder zehnten Mal. Aber es funktioniert. Bei jedem.

Die Vorderseite

Auf der Vorderseite fallen dem Betrachter drei Kugeln auf, wovon eine auf gelben Linien schwebt, und genau diese drei Kugeln sind *ein* Teil der Wirkungsweise.

Die weiße Kugel

Ich habe weiter oben den Vierpol vorgestellt. Er besteht aus zwei Achsen, nämlich der X- und der Y-Achse. Letztere wird auf der Vorderseite repräsentiert. Die linke weiße Kugel stellt das Kronenchakra dar oder, wem das lieber ist, den Hypothalamus oder das 3. Auge. Es ist der Yang-Pol der Y-Achse und die Verbindung zum Kosmos. Auf körperlicher Ebene besitzt dieser Pol eine ganzheitliche Kontrollfunktion.

Ist es nicht wunderbar, dass wir mittels der *Synergemo®-Card* mit dieser Energie arbeiten können? Das ist nicht selbstverständlich, denn während alle anderen Chakren z. B. vom Geistheiler behandelt werden können, entzieht sich das Kronenchakra diesem Zugriff. Allerdings reagiert es auf Verbesserungen, die das gesamte Energiesystem des Menschen betreffen, und das ist mit der *Synergemo®-Card* der Fall.

Das Kronenchakra, wegen seiner Lage auf dem Kopf auch unter dem Namen Scheitelchakra bekannt, könnte auch »Chakra des göttlichen Willens« heißen, denn mit ihm findet die Anbindung an den Kern der Schöpfung und das kollektive Bewusstsein statt. Es ist ein Ort der Entscheidungen, denn ob Heilung und Regeneration stattfinden wird hier festgelegt. Es legt fest, wie unser genetisches und karmisches Erbe aussieht, alle Gehirnfunktionen, der gesamte Hormonhaushalt – ja, alle entscheidenden Lebensfunktionen werden hier festgelegt.

Die geistigen Kräfte aus höchster Ebene bieten uns alle Möglichkeiten zur Bewusstseinsentwicklung. Das bedeutet, dass alles, jede kreative Entfaltung bis hin zur Medialität, dass eben das ganze Spektrum der Seinsentwicklung über das Kronenchakra mit dem kollektiven Bewusstsein in ständiger Wechselwirkung steht. Bemühungen, die im Einklang mit den universellen Gesetzen stehen, werden daher unterstützt. Widersinnige Handlungs- und Denkmuster unserer selbst werden über das Kronenchakra mit Korrekturen belegt, damit wir verstehen. Und wer nichts versteht, an dem wird gearbeitet – mit drastischen Übungsmaßnahmen, wenn notwendig.

Die *Synergemo®-Card* verbindet mit der höheren Macht und hilft, solche destruktiven Muster aufzulösen, damit unbequeme Korrekturen ausbleiben können.

Ist das spirituelle Zentrum auf unserem Kopf in Ordnung, dann kann seine Energie in alle Chakren unterhalb des Scheitels fließen, und auch wieder zurück. Ist dieser Fluss auch nur kurzzeitig in vollkommener Ordnung – die vier Pole der beiden Achsen sind ausgeglichen und der Winkel nähert sich 90 Grad – dann taucht unser Wesen ein ins multidimensionale Bewusstseinsfeld. Psychosomatische Probleme verschwinden, und wir sind nur noch selten krank. Gelingt es uns darüber hinaus, diesen Zustand für längere Zeit aufrechtzuerhalten oder gar für immer einzunehmen, dann erwachsen daraus Seligkeit und Vollkommenheit sowie die Fähigkeit, sich ans Allbewusstsein anzuschließen. Manche Religionen nennen diesen Zustand »Erleuchtung«. Tatsächlich hilft die *Synergemo®-Card* dabei, denn sie schafft die beste Voraussetzung dafür, indem sie den Vierpol justiert. Sie stabilisiert den spirituellen Körper (siehe Abbildung 1).

Die rote Kugel

Auf der rechten Seite befindet sich eine rote Kugel. Diese steht für das Wurzelchakra, den Steiß, den Yin-Pol und damit für die Verbindung zur Erde. Auf körperlicher Ebene ist dieses Chakra für Beine, Knochen, Muskeln, Sehnen, Bänder, die äußeren Fortpflanzungsorgane, die Drüsenfunktionen sowie für unsere Bewegung durch Raum und Zeit (also durch die Materie) zuständig.

Mit den gerade genannten Stichworten bezeichnet es sich geradezu selbst als Erdungspol. Daher verwundert es auch nicht, dass es für Antriebskraft, Energie, Vitalität, für Fleiß und Durchhaltevermögen, Kampfgeist und Siegeswillen zuständig ist. Auch die Körperbewegungen werden hier entworfen.

Das Wurzelchakra ist nicht nur irgendein Energiewirbel, sondern es hat auch eine Besonderheit aufzuweisen, mit der kein anderes Chakra aufwarten kann: Es ist über eine in uns schlummernde Kraft namens Kundalini mit dem Scheitelchakra verbunden. Diese Verbindung wird mit der *Synergemo®-Card* potenziert, und diese spürbare Verstärkung ist mit einem weißen Lichtstrahl verdeutlicht, der die beiden Kugeln auf der Vorderseite miteinander verbindet.

Das Wurzelchakra ist wie das Kronenchakra ein geistiger Energiewirbel, der aber mit irdischen Energien verstärkt wird. Da es durch die Verbindung zum Geistigen auch der Repräsentant unseres Willens ist und die Entscheidungen zwischen Wollen und Nichtwollen, Handeln und Nichthandeln steuert, ist hier ein vorzüglicher Ansatzpunkt für die Lösung von Problemen gegeben, die aus der Entscheidungslosigkeit heraus geboren werden. Wir haben es mithilfe der Karte buchstäblich in der Hand, ob wir mit beiden Beinen fest auf der Erde stehen oder ob wir uns mit Flucht, Nachgeben und Faulheit schmücken.

Wie schon erwähnt, wirkt *Synergemo* bis hinab zur Zellebene. Die Zellen sind sehr empfänglich für schlechte Gefühle, denn Ärger, Stress, Hass usw. behindern die Schwingung der Zelle, und der Biorhythmus kommt ins Stocken. Zwar werden Zellwachstum und Zelldegeneration vom Herzchakra aus gesteuert – dort kreuzen sich die beiden Achsen des Vierpols, ist das ein Wunder? –, aber die Energie dafür speist sich aus der Willenskraft des Körpers.

Damit sind wir noch nicht am Ende, denn einer der wichtigsten Prozesse ist die Transformation der Kräfte des Wurzelchakras zur Unterstützung aller anderen Chakren. Diese Kräfte können so stark sein, dass damit sogar unerklärliche physische Veränderungen bewirkt werden. Es sind unbewusste Energien, die sich unserer bewussten Steuerung entziehen, und daher sind sie schwer zu beherrschen. So können Kampf- und Siegeswille zu Verletzung und Unterdrückung anderer mutieren. Daran ist abzulesen, welch eine Hilfe die *Synergemo®-Card* sein kann, wenn sie bei schlechten Gedanken, Gefühlen und Antrieben eingesetzt wird. Sie reguliert den Vierpol und damit die auf ihm liegenden Chakren.

Die blaue Kugel und die gelben Linien

Die blaue Kugel oben in der Mitte der Karte steht für das reine Bewusstsein, das sich aus der Tiefe erhebt, wenn der Verstand Pause hat, und das dann über dem weichen Fluss des Lebens schweben kann.

Wenn wir im reinen Bewusstsein sind, dann ist unsere Wahrnehmung nicht auf einen Punkt im Leben konzentriert, neben dem wir vergessen, dass es noch viel mehr um uns herum gibt. Im reinen Bewusstsein sind wir uns des ganzen Universums gewahr – oder aber unseres Selbst. Diese Kugel zu betrachten ist wie das Meditieren. Dabei können wir in uns gehen, uns unserer Existenz und unseres Körpers bewusst sein, oder wir erweitern unsere Wahrnehmung und wissen, dass sich um uns herum die Unendlichkeit erstreckt. Ist das nicht ein erhebendes Gefühl, Teil dieser Unendlichkeit zu sein? Wie klein werden ob dieser Gewissheit unsere Sorgen und Ängste? Die Unendlichkeit versorgt das ganze Universum und alle existierenden

Paralleluniversen. Sie versorgt alles von der größten Sonne bis hin zur kleinsten Zelle und kümmert sich auch um uns. Wir können nicht untergehen, denn sonst würde alles Sein untergehen können. Alles ist ewig und unendlich, so auch wir.

Die Rückseite – der Magnetstreifen (nur auf der Original-Karte)

Auf der Rückseite der Synergemo®-Card (Bestellinformationen: siehe hinten im Buch) befindet sich ein Magnetstreifen. Wer damit versuchen möchte, dem Geldautomaten um die Ecke ein paar Scheine zu entlocken, wird allerdings enttäuscht werden, denn dieser Magnetstreifen ist nicht kodiert. Es befinden sich keine Daten darauf. Das soll nicht heißen, dass er nur zur Zierde da ist, denn er hat sehr wohl eine Funktion.

Die Beschaffenheit unserer Hände bringt es mit sich, dass die Zeigefinger automatisch auf dem Magnetstreifen landen, wenn die Daumen auf den Kugeln parken, und das ist gut so, denn durch die dem Daumen zugewandte Seite der Zeigefinger fließt der Dickdarm-Meridian. Um zu erklären, was hier genau passiert, hole ich ein wenig aus und plaudere aus dem Nähkästchen der Traditionellen Chinesischen Medizin, kurz TCM genannt.

Meridiane sind Leiter, ähnlich den Nerven, doch sie sind nicht materiell aufgebaut, sondern stellen eine rein energetische Strecke dar. Würde jemandem ein Gliedmaß abgetrennt, dann ließen sich die Nerven wieder zusammennähen. Beim Meridian ist das nicht notwendig, denn er ist, wie gesagt, »nur« eine energetische Leiterbahn. Während der Nerv bioelektrische Impulse transportiert, verschickt der Meridian biomagnetische Informationen. MAGNETISCHE? Aha! Wir sehen daran, dass unser Leben wirklich sehr vom Magnetismus beeinflusst wird.

Der Dickdarm ist für das Ausscheiden verbrauchter Speisen vorgesehen, das ist sein Job. Doch wer kennt das nicht: Der morgendliche Gang zur Toilette wird zum Kraftakt, oder er bleibt sogar ganz aus, tagelang. Der Dickdarm kann und möchte nicht loslassen – oder besser: Der Dickdarm möchte schon, aber sein Wirt kann nicht. Wir schieben das dann sehr gerne auf eine falsche Mahlzeit, Luftveränderung, zu wenig Bewegung oder was auch immer. Tatsächlich kann die Verstopfung auch damit zusammenhängen. Der eigentliche Grund für den festgefahrenen Ausscheidevorgang liegt aber woanders.

Probleme mit dem Dickdarm zeigen meist an, dass man an Erlebnissen aus der Vergangenheit hängt. Diese sind zwar schon verdaut und liegen nicht mehr schwer im Magen, aber der Verstand kramt sie immer wieder, vielleicht auch nur selten, hervor und gibt ihnen Nahrung, indem er Wut, Ärger, Trauer oder eine andere negative Emotion bestellt. Das Alte, ob Speiserest oder Erlebtes, ist aber ohne Nährwert und sollte losgelassen werden. Behält man es in sich, ist die Gefahr, sich selbst zu vergiften, groß. Wem nützt es etwas, wenn wir uns mit einer vor zwanzig Jahren geschehenen Sache ein schlechtes Gefühl verschaffen, und seien wir doch einmal ehrlich: Bloß weil es so schön ist, sich heute wieder einmal darüber aufzuregen und als Opfer zu sehen? Damit werden Rachegelüste wach, und die tun doch sooo gut. Noch einmal: Wem nützt das etwas? Und wem würde es etwas nützen, wenn das so Genährte und NUR IM GEISTE (!) am Leben gehaltene Ereignis nur einen Tag zurückläge? Wenn du das Buch bis hierhin gelesen hast, dann bist du inzwischen ganz sicher wie ich der Meinung, dass wir uns damit nur selbst schaden. Also: Loslassen heißt die Losung!

Ursachen für eine Störung des Dickdarm-Meridians und des damit versorgten Dickdarms ist also vor allem das unbewusste Festhalten an Altem. Doch da ist noch mehr, was die Dickdarmenergie verstopft, zum Beispiel Geiz, nichts rausrücken wollen, das Festhalten am Geld also. Auch die Angst, etwas zu verlieren, wie etwa den Arbeitsplatz oder den Partner, blockiert die biomagnetische Energie in den Zeigefingern, eine schlechte Verarbeitung von Eindrücken sowieso und mangelnde Vergangenheitsbewältigung auch. Auf diese Weise verstopfen die Ablagerungen alter, vielleicht sogar wirrer Gedanken den Ausscheideweg wie ein Korken die Flasche, und wir schwelgen im klebrigen Morast der Vergangenheit. Sind wir energetisch so weit, dann ist die Verstopfung, aber auch der Durchfall nicht weit.

Liegen die oben beschriebenen Probleme vor, dann ist die Energie des Dickdarm-Meridians nicht mehr in den Fluss des Lebens integriert. Das ist zwar nicht das einzige Problem, denn auch das zweite Chakra läuft nun ganz bestimmt nicht mehr rund, aber schon indem wir die Synergemo®-Card benutzen, wird eine Blockade gelöst. Da die beiden Zeigefinger den Magnetstreifen berühren, schließt der Magnetstreifen den Dickdarm-Meridian kurz. Das funktioniert, weil es sich dabei eben um einen biomagnetischen Leiter handelt. Möchtest du die Karte genau zu diesem Zweck – Verdauungsprobleme oder spezifischer: etwas nicht loslassen können – verwenden, dann bieten sich dazu noch Suggestionen an:

Ich lasse mit Leichtigkeit alles los, was mich behindert.

Ich lasse die Vergangenheit in Frieden ziehen.

Ich erlaube dem Leben, sich in mir zu entfalten.

(Und Ähnliches ...)

Nimm die Karte zur Hand, vertiefe dich gedanklich in das festgehaltene Thema, schau auf die Karte und rezitiere eine treffende Suggestion. Tue das 21 Tage lang – und zwar jedes Mal so lange, bis du dich wohl fühlst. Dann werden die Zellen entsprechend programmiert, und das Thema verabschiedet sich aus deinem Leben.

Die X-Achse des Vierpols auf der Rückseite

Weiter oben habe ich beschrieben, dass die Vorderseite mit der weißen und der roten Kugel als Repräsentanten für die Enden der Wirbelsäule die Y-Achse des Vierpols darstellt. Diese Achse wird durch das Anfassen mit den Daumen aktiviert.

Sobald die Zeigefinger den Magnetstreifen berühren, wird allerdings auch die X-Achse in Betrieb genommen. Damit ist der gesamte Vierpol am Arbeiten, und das nur durch das Anfassen der Karte. Die meisten Anwender spüren zumindest ein Kribbeln in den Fingern. Dieses Kribbeln beweist, dass Energie fließt – die Energie des Vierpols. Wer kein Kribbeln spürt, bei dem stellen sich vielleicht andere Zeichen ein. Hitzewellen? Kälteschauer? Schwanken? Oder verändert sich die Wahrnehmung, und die Kugel verschwindet? Was es auch ist, das du empfindest, es ist das Quantenfeld, das sich bei dir meldet. Ist es nicht herrlich zu wissen, dass man direkt mit der höheren Dimension verbunden ist?

Wie lässt sich die Synergemo®-Card noch beschreiben?

Die *Synergemo®-Card* ist dafür programmiert zu helfen. Das ist möglich, weil sowohl die Methode als auch die Karte bereits als Feld in der vierten Dimension vorhanden sind. Nicht, weil ich *Synergemo* erfunden oder entwickelt hätte. Wie weiter oben berichtet, bin nicht *ich* es, der sich auf die Schulter klopfen darf, denn alles, was es gibt, gab und je geben wird, ist bereits da. Wir müssen es nur in unser Leben holen, und das ist der Verdienst, den ich mir ans Revers heften darf. Mehr nicht, aber auch nicht weniger.

Da es im morphogenetischen Feld ein Cluster namens *Synergemo* gibt, haben wir auch alle Zugriff darauf – natürlich nur jene, die davon wissen. Niemand braucht sich aber Gedanken darum zu machen, wie er an dieses Erlösung bringende Quantenfeld herankommen könnte, denn dazu ist nur die diesem Buch beiliegende Karte notwendig. Sie ist geballte Energie. Sie ist ein Stabilisator und festigt unser Leben, indem sie den Vierpol in eine effektivere Form bringt und dadurch unsere körpereigenen Energien verbessert. Sie tut das, indem sie Blockaden und deren ungünstige Glaubenssätze sowie andere hinderliche Energien wie negative Gedanken und Gefühle auflöst. Ja, man kann sie sogar als Erste Hilfe bei Notfällen – wenn man sich plötzlich schlecht fühlt oder erregt ist – und zur Nachbehandlung von *Synergemo*-Anwendungen verwenden. Die Karte ist tatsächlich Transformation zum Anfassen, ein Themenlöser im Scheckkartenformat.

Die *Synergemo®-Card* verbindet, nämlich mit dem 4D-Raum und sogar noch höheren Dimensionen, zu denen sie uns unmittelbaren Zugang verschafft. Dort schlummert die Information für unser Leben. Es ist für uns im wahrsten Sinne des Wortes lebenswichtig, die richtige Information abzurufen, damit unser Leben rund läuft. Mit ihr gelingt es uns, aus dem Teufelskreis aus (ungeliebter) Situation, (schlechtem) Gefühl und dem daraus resultierenden Handeln auszubrechen, denn wenn die Karte eine aufgrund ungünstiger Realitäten entstandene Emotion auflöst, brauchen wir darauf auch nicht mehr zu reagieren. Deshalb ist die *Synergemo®-Card* in dieser Zeit auch so wertvoll. Sie ist uns von höherer Ebene gegeben worden, damit wir unser Bewusstsein erweitern und es auf den 21. Dezember 2012 vorbereiten können.

Letztendlich ist die *Synergemo®-Card* auch ein Instrument, das uns in Selbstverantwortung schult. Wer sich zum Beispiel über etwas aufregt (viele sind ja der Meinung, sie würden »von anderen aufgeregt werden«) und zur Karte greift, der weiß, dass er selbst für diese Reaktion verantwortlich ist. Er schlüpft aus der Opferrolle heraus und arbeitet an sich, anstatt andere für sein Empfinden anzuklagen. Diese

Sichtweise ist der erste Schritt zu einem besseren Leben, denn wenn wir erkennen, dass wir alle die Schöpfer unseres eigenen Lebens sind, haben andere keine Chance mehr, über unser Leben zu bestimmen. Es gibt also keinen Grund, anderen mit wütenden Rachegefühlen nachzujagen, und je schneller wir wieder von unserer Palme herunterkommen, desto schneller fühlen wir uns wohl und leben damit gesünder.

Dass die *Synergemo®-Card* darüber hinaus auch noch ein Instrument zur Entscheidungshilfe ist, weil sie das Bauchgefühl FÜR eine Richtung verstärkt, möchte ich zum Schluss auch noch erwähnen.

Die Anwendung der Synergemo®-Card

Nichts ist einfacher, als die *Synergemo®-Card* anzuwenden. Dass mir einige Testpersonen erzählten, die Anleitung immer mit dabei gehabt zu haben, tut der Aussage keinen Abbruch, denn in der Anleitung steht gar nichts Besonderes drin, im Prinzip nicht mehr als:

Anwendung der Synergemo®-Card:

Die Karte wird so gehalten, dass die beiden Daumen die auf der Vorderseite abgebildeten Kugeln (weiß und rot) bedecken. Die Zeigefinger liegen auf dem rückseitigen Magnetstreifen auf. Nun bitte die dritte (blaue) Kugel oben in der Mitte der Karte betrachten, bis das Gefühl entsteht, dass sich der Grund der Anwendung aufgelöst hat.

Achtung:

Wenn du die Karte NICHT im Sitzen benutzen möchtest, dann stelle dich zur Anwendung bitte vor einen Sessel, eine Couch oder ein Bett, damit du weich fällst, wenn die Karte dich zum Schwanken bringen sollte. Es können, je nach Schwere des zu behandelnden Themas, spürbare Körperreaktionen auftreten.

Außer Hitze- und Kältegefühlen sind mir vor allem Schwindel, Schwanken und Schwächegefühle gemeldet worden. Daher weise ich hier mit Nachdruck auf die beschriebenen Vorsichtsmaßnahmen hin. Weder Verlag noch Autor können die Verantwortung für eventuelle Schäden übernehmen, die durch die Anwendung der Karte entstehen könnten. Allerdings behält die Anwenderin oder der Anwender immer die volle Kontrolle über das Bewusstsein. Es ist also jedem möglich, die Karte sofort loszulassen, wenn unangenehme Reaktionen auftreten sollten.

Die Randnotiz hinterlässt bei sensitiven Lesern vielleicht den Eindruck, dass die Karte ihnen gefährlich werden könnte. Deshalb füge ich gleich hinzu, dass auch ein Röhrchen Kopfschmerztabletten gefährlich ist, wenn man damit nicht sachgemäß umgeht. Mir ist von den Testpersonen kein einziges Problem gemeldet worden. Wohl aber kommt es wirklich vor, dass man schwankt und nach hinten fällt, und daher sollten weiche Polster vorhanden sein, die ein eventuelles Daniedersinken abfedern. Im Sitzen kann allerdings nichts passieren.

Wann wird die Karte zur Hand genommen?

Immer dann, wenn man etwas loswerden möchte, das einen stört, sollte zur Karte gegriffen werden. Das können Gedanken sein, aufkommende negative Emotionen, Übelkeit oder ein Thema, das einen nicht loslässt (ist der Partner mal wieder gar zu garstig drauf heute?).

Wird die Karte zur Hand genommen, dann ist es nicht notwendig, krampfhaft den zu behandelnden schlechten Gedanken aufrechtzuerhalten. Krampfhaftes Vorgehen funktioniert nie und bringt nur Misserfolge. Deshalb locker bleiben, zum Beispiel so: Ein Callcenter-Agent ruft an, natürlich ohne Nummer (soll es immer noch geben!). Er möchte dir etwas aufschwatzen und wird auch noch pampig, als du ihm klipp und klar deinen Standpunkt aufmalst. Das Letzte, was du aus dem Hörer mitnimmst, ist ein Kraftwort, und dann wird die Verbindung beendet, bevor du dem Knaben eine Zahnfleischmassage versprechen konntest. Nun sitzt du alleine da mit deiner Wut, die sich in dir breitmacht. Aber dann fällt dir die *Synergemo®-Card* ein. Du nimmst sie wie beschrieben zur Hand und schaust auf den oberen Punkt, ohne willentlich den Gedanken an den Telefonverkäufer und die Wut an ihn aufrechtzuerhalten. Es reicht die Intention, die schlechten Gedanken und Gefühle zu beseitigen, und sie werden verschwinden.

Aber bitte die Karte nicht gleich wieder weglegen, wenn der Gedanke oder das Gefühl nach einer Minute verschwunden sind, denn dann entsteht vielleicht nur eine bedrückende Leere im Kopf, der Brust oder der Magengegend, in der man nicht mehr denken kann. Die Karte ist mit Informationen aus dem Bereich der Meditation programmiert. So finden sich hier unter anderem der Aufbau des Vierpols, das Erlangen des reinen Bewusstseins und ein direkter Draht ins Quantenfeld. Deshalb wird sich bei intensivem Gebrauch ein wundervolles Wohlgefühl einstellen. *Mein Tipp:* Bleib dran, bis du dich richtig wohl fühlst. Auch wenn es heute mal wieder zehn Minuten dauern sollte ...

Weitere Anwendungsmöglichkeiten

Tut dir etwas weh? Die Karte, für einige Minuten auf schmerzende Stellen gehalten, wirkt Wunder. Sie bringt schnell Linderung, und oft genug verschwinden die Schmerzen komplett. Besonders bei Übelkeit ist das zu beobachten.

Vielleicht klappt es in letzter Zeit nicht so recht mit dem Einschlafen? Die Karte bringt Entspannung und schadet weniger als täglich eingenommene Einschlafhilfen. Nimm die Karte mit ins Bett, leg dich auf den Rücken und halte die Karte so, dass du darauf schauen kannst. Dann werden die Augen mit der Zeit schwer (funktioniert auch mit gelöschtem Licht).

Die *Synergemo®-Card* ist ein starker Schirm gegen schädliche Strahlung. Diese prallt ab wie von einer Wand, wenn die Karte vor dem Monitor, dem Radiowecker oder anderen »Sendern« liegt. Wer in der Handhabung des Pendels oder der Einhandrute geübt ist, kann das gerne nachmessen – und staunen. Ein wichtiges Indiz für die Wirkung der Karte als Strahlungsschild sind die Augen: Du wirst bemerken, dass du bei längerem Arbeiten am Bildschirm nicht mehr so schnell ermüdest.

Die Karte über Nacht an eine Flasche Wasser gestellt reinigt das Getränk und reichert es mit heilenden Substanzen an, auch wenn es sich dabei um gewöhnliches Leitungswasser handelt. Nimm die Karte für eine Minute zur Hand, und stelle dir einfach vor, womit sie dein

Wasser bereichern soll, bevor du sie an die Flasche lehnst. Allein die Intention reicht aus, um das gewünschte Resultat zu erreichen. Und möchtest du am Morgen den Unterschied schmecken, dann mache den Geschmacksvergleich, indem du dein programmiertes Wasser mit einem »herkömmlichen« vergleichst.

Ansonsten kann ich nur sagen: Sei kreativ. Die Karte ist grenzenlos. Sie verliert keine Kraft, weil dir nicht das Stück Karton oder Plastik hilft, das du zur Hand nimmst, sondern das *Synergemo*-Feld. Aus diesem Grund wird die Karte auch nicht veralten, denn wann immer ich sie mit neuen Features programmiere, wird *deine* Karte diese ebenfalls für dich bereithalten. Schicke mir eine E-Mail an:

info@pantarhei-institut.eu,

dann nehme ich dich in meinen Verteiler auf, und du erfährst aus erster Hand und zeitnah, was die Karte Neues kann. Versprochen. Selbstverständlich freue ich mich auch auf Erfahrungsberichte und Anregungen. ☺

Anwendungsbeispiele ohne Hände

Wie gesagt, die *Synergemo®-Card* ist grenzenlos. Sie lässt sich also auch anwenden, ohne dass sie in den Händen gehalten werden muss. Dazu zwei Beispiele:

a) Anwendung auf der Stirn
Die Stirn ist der Punkt, den wir mit dem Tagesbewusstsein in Verbindung bringen. Hier sind Störungen vielfältiger Art möglich. Die beiden uns am meisten bekannten sind:

1. Die Gedanken rotieren. Es wird gegrübelt (»Wie soll ich das Morgen nur schaffen?« »Wie soll ich das nur anpacken?«), und alles scheint auf einen einzustürzen. Ärger, Wut oder

Angst und Sorgen machen sich breit. Sie sind das Produkt schlechter Gedanken. Ärger und Wut über Vergangenes, Angst und Sorgen über Zukünftiges. Dabei sind beide Richtungen auf dem Zeitstrahl nur Produkte unserer Fantasie, denn im Hier und Jetzt, im gelebten Augenblick, gibt es weder Wut noch Sorge. Er ist, wie er ist. Reist der Verstand allerdings auf dem Zeitstrahl umher, dann ist der Verstand, das Tagesbewusstsein (nicht das reine Bewusstsein!), dominant, und das Unterbewusstsein wird in die Schranken gewiesen.

2. Aber auch das Unterbewusstsein kann die Führung übernehmen. Um eine eindeutige Unterscheidung zu der Kraft herzustellen, die unser Herz schlagen lässt, den Atem reguliert und noch so unglaublich viel mehr leistet, nenne ich das hier Gemeinte einfach das Tages-Unterbewusstsein. Ist dieses dominant, dann weiß man plötzlich nicht mehr, was man vom Dachboden holen wollte, man hat nicht mitgekriegt, was der Gesprächspartner gesagt hat, und fährt zusammen wie bei einem Stromschlag, wenn neben einem ein Auto hupt, dessen Existenz man gar nicht wahrgenommen hatte. Wird man gefragt: »An was hast du denn gerade gedacht?«, dann lautet die Antwort ehrlich: »Ich weiß es nicht.«

In beiden Fällen kann man davon ausgehen, dass Bewusstsein und Unterbewusstsein nicht miteinander kommunizieren. Studierende können ein Lied davon singen, wenn der zu lernende Stoff einfach nicht aufgenommen werden kann. Das Bewusstsein, gemeint ist der Verstand, versteht zwar alles, was gelesen wird, aber es wird einfach nicht abgespeichert. Im schlimmsten Fall wird sogar einem einzelnen Satz die Aufnahme in den Speicher verwehrt. Man liest ihn wieder und wieder, weiß, was gemeint ist, aber man kann den Inhalt einfach nicht wiederholen.

Im umgekehrten Fall kann man sich nicht erinnern, man kommt nicht auf den Namen, den Begriff usw. Dann ist der Rückweg vom Speicher in den Verstand versperrt.

Was immer das Problem in Bezug auf Denken, Grübeln etc. sein sollte, hier ist die Lösung: Lege dich auf den Rücken, und entspanne dich. Das beste Resultat erzielt man, wenn der Körper auf ebener Fläche gebettet ist, also ohne Kissen unter dem Kopf, und die Beine ein wenig hoch liegen. Schließe nun die Augen, und lege die Karte mit der Vorderseite, den Kugeln also, auf die Stirn. Schon bald wirst du feststellen, dass die schlechten Gedanken sich beruhigen und verschwinden. Vielleicht tauchen nun andere Gedanken auf, aber das ist nicht schlimm. Sie kommen und gehen, wenn du sie ziehen lässt, und wenn du ehrlich bist: Die neuen Gedanken sind neutral oder sogar positiv. Ist das nicht schön?

b) Anwendung auf der Thymusdrüse

Ein weiteres, sicherlich jedem bekanntes Thema sind die anderen Menschen. Was haben wir nicht schon alles mitgemacht: Frechheit, Undank, Ignoranz, Betrug, Neid, Hass, Gewalt. Die Liste ist lang, und vielen fällt es schwer zu akzeptieren, dass wir es selbst sind, die diese Eigenschaften bei den anderen hervorrufen. Sie halten uns einen Spiegel vor.

Nun gibt es zwei Möglichkeiten:

1. Eine widerfahrene Ungerechtigkeit ist taufrisch, gerade heute erst passiert, und sie sitzt tief.

2. Ein lange zurückliegendes Ereignis wurmt bis heute, und so richtig verziehen war bisher nicht drin.

Knabberst du auch an solchen Dingen? Dann nimm die gerade beschriebene Stellung ein: flach hinlegen, die Beine etwas hochlegen und die Augen schließen. Mit dem ganzen Brass in der Brust legst du dir nun die Karte genau auf das Herzchakra bzw. die Thymusdrüse. Sie befindet sich in der Mitte der Brust, in etwa auf der Höhe der Brustwarzen. In dieser Stellung und mit der aufliegenden *Synergemo®-Card* wirst du schnell Akzeptanz erfahren und dem Menschen leichter verzeihen können. Dein Gefühl für ihn wird sich ändern, es kann sogar in Liebe umschwenken. In diesem Moment ist es dir gegeben, dem anderen von Herzen zu verzeihen und so das Thema aufzulösen. Vielleicht möchtest du die Vergebung sogar laut aussprechen, indem du den Namen des Empfängers nennst? »Liebe(r) ›hmhm‹, ich vergebe dir von Herzen, ohne dafür einen Ausgleich zu verlangen. Geh in Frieden.« Mit dieser Geste, die dir nach ein paar Minuten mit der Karte auf der Brust wirklich leichtfallen sollte, tust du nicht nur etwas für den Empfänger, sondern vor allem auch für dich. Es wird dir Heilung zuteil, denn eine schlechte Energie verlässt deinen Körper.

Wie die Karte funktioniert

Ich behaupte in diesem Buch, dass ein Stück Plastik in Scheckkartenformat (bzw. das dir vorliegende Stück Karton) schlechte Gedanken und Gefühle reduziert. (Unter uns: Die Karte kann noch viel mehr. Das wurde zwar durch Probanden bewiesen, darf aber nicht so einfach und überall verbreitet werden, denn das käme einem Heilversprechen gleich.) Ich darf aber sicherlich erklären, wie die diesem Buch beiliegende Karte funktioniert, damit du dir ein Bild von dem Produkt machen kannst, das du in den Händen hältst.

Die Karte verbreitet eine Information (im Gegensatz zu »Informationen«). Informationen sind zum Beispiel Nachrichten, die über Zeitungen oder den Äther bei Bedarf empfangen werden können, während Information jederzeit zur Verfügung steht und benötigt wird, damit etwas funktioniert, z. B. ein Computerprogramm, aber auch der Mensch.

Informationen, aber auch die Information, um die es in diesem Buch geht, werden nicht einfach so übertragen, weder vom Sender zum Radio noch aus der Quantenwelt zum Menschen. Daher ist die Frage berechtigt, wie die Karte denn überhaupt funktioniert, denn zweifellos ist sie ein Informationsübertragungsmedium. Damit die Information aus dem Quantenraum auch wirklich auf uns – den Nutzer der Karte – übertragen wird, ist eine bestimmte Voraussetzung vonnöten, nämlich ...

Die Trägerwelle

Energie und Informationen sind so untrennbar miteinander verbunden wie Pech und Schwefel. Aus diesem Grund werden auch Ton- und Bildinformationen vom Radio- oder Fernsehsender auf eine Trägerfrequenz (Energie) aufmoduliert. Stellen wir unser Empfangsgerät auf einen bestimmten Sender ein, dann gleichen wir die Empfangselektronik auf die gewünschte Trägerfrequenz ab, nicht aber auf die Informationen, die wir empfangen möchten. Die Elektronik des Radios oder TV-Geräts filtert dann die Trägerfrequenz heraus, und wir hören und sehen die reinen Informationen. Im Fall einer Zeitung ist das Papier die Energie, die die Informationen übermittelt.

Alles Mögliche kann als Trägerwelle dienen. Sie kann daher sowohl elektrisch als auch magnetisch sein. Sie kann sichtbar (Licht) oder hörbar (Ton) sein und mehr, also auch feinstofflich wie die Energie unserer Finger.

Wenn wir die *Synergemo®-Card* anfassen, dann nimmt sie die Energie unserer Finger auf. Die Karte stellt den Kontakt zwischen unserem feinstofflichen Körper und der Quantenwelt her und wirkt dabei als Adapter.

Der Kontakt allein reicht jedoch nicht aus, um die Information zu empfangen. Dazu muss unser Organismus in Resonanz gehen. Doch sobald er das tut, kommt es zum Kollaps der Wellen im Vierpol, und ein Quant wird frei, das sich in unsere Lebensenergie einnistet. Dieses Quant kommt aus einer anderen Dimension und manifestiert sich erst jetzt in unserem Dasein, da wir mittels der Karte unsere Aufmerksamkeit auf es richten. Allein die Intention, sich mit der Anwendung der Karte besser fühlen zu wollen, reicht für diesen Vorgang aus, und die entsprechende Information wird in unser Leben geholt.

Erfolgsberichte

Hier begebe ich mich nun auf das dünne Eis der Erfahrungsberichte. **Gleichzeitig distanziere ich mich ausdrücklich von einem möglichen Heilversprechen.** Die Karte wurde an Hunderte Personen verteilt mit der Bitte, sie zu testen und einen Feedbackbogen auszufüllen. Da auch mein Schweizer Vertriebspartner einige Karten verschenkte, kamen aus diesem schönen Land Berichte zu mir zurück, deren Absender ich nicht kenne und deren Namen ich oftmals nicht einmal erfuhr. Die Karte wurde nur mit einer Anleitung zur Benutzung vergeben. Ich habe also in keiner Weise Einfluss auf das gehabt, was die Testpersonen erlebten und konnte ihnen keine Ergebnisse suggerieren.

Alle erlebten die Karten so, wie es ihrer ganzheitlichen Entwicklung entsprach. Die einen konnten mehr, einige wenige eben weniger damit anfangen. Je mehr ein Mensch in seiner Ganzheitlichkeit entwickelt ist, je mehr er sein Bewusstsein geöffnet hat und je stärker sein Kontakt zum Quantenfeld ist, desto mehr wird er auch bei der Anwendung der *Synergemo®-Card* erleben. Nicht ich heile also, sondern jeder heilt sich selbst. Wie die eine oder der andere diese Heilungen erlebt hat, möchte ich in den folgenden Berichten darlegen. Dies tue ich nicht mit der Absicht, in goldenem Licht zu erscheinen, sondern einzig und allein mit dem Gedanken, dass jeder für sich etwas Positives herausziehen kann. Die Erfolgsberichte zeigen zudem, wie unterschiedlich die Karte auf verschiedene Personen wirkt.

Doch bevor wir zu den persönlichen Aussagen kommen, fasse ich zuerst einmal die allgemeinen Dinge zusammen. 300 Karten waren kostenlos an eine ausgewählte Personengruppe ausgegeben worden. Hier sind ihre Erfahrungen damit:

Ausnahmslos alle Personen fanden die Handhabung einfach. Das ist bereits eine erste Auszeichnung. Niemand braucht sich also ein Handbuch in die Tasche zu stopfen, um bei Bedarf nachzulesen, wie die Karte verwendet wird.

Auch die Frage, ob sich bereits bei der ersten Benutzung ein Erlebnis einstellte, beantworteten fast alle mit JA! An dieser Stelle möchte ich jedoch die Erfahrung einer Testperson erwähnen, jene des Managers und Sportconsultant Walter Rotter (auch Autor bei Silberschnur). Er hat erst nach zehn Minuten die Wirkung der Karte gespürt, und das erst beim 11. Mal! Er hat auch, als er nach insgesamt 109 Minuten nichts spürte, weitergemacht und ist reich belohnt worden. Er schrieb mir, dass ihn Glücksgefühle überkommen, wenn er die Karte jetzt anfasst, und er trägt sie immer bei sich. Ich behaupte, dass jeder schaffen kann, was Walter geschafft hat, wenn er bereit ist, genauso viel Geduld zu investieren. Aber vielleicht ist das ja gar nicht nötig, denn wie bereits geschrieben, spüren die meisten sofort etwas, z. B.

Kribbeln in den Daumen, den Händen oder gar den Armen scheint das am meisten verbreitete Ereignis beim Anwenden der *Synergemo®-Card* zu sein. Wer das spürt, erfährt die Energie, die von dieser Karte ausgeht, und kann sich vorstellen, welche Wirkung sie auf ihn hat. Es ist auch nicht ausgeschlossen, dass diese Energie im gesamten Körper gespürt wird. Als ich die Karte einem mir bekannten Heilpraktiker zum Testen in die Hand gab (der Mann arbeitet vor allem mit Traditioneller Chinesischer Medizin (TCM) und Akupunktur), da fühlte er spontan seinen Dickdarmmeridian im ganzen Körper. Dieser fließt, ich wiederhole es noch einmal, von einem Zeigefinger durch den Körper zum anderen. Der Heilpraktiker war davon so erbaut, dass er auch die anderen Finger testen wollte, indem er deren Meridiane auf den Magnetstreifen legte. Die Ergebnisse hatte ich bei Abgabe des Skripts noch nicht vorliegen, aber jeder, der die gleiche Feinfühligkeit besitzt, kann das gerne für sich selbst ausprobieren.

Das leichte Schwanken ist genauso häufig vorzufinden wie das Kribbeln in den Händen, wenngleich beides zusammen nicht unbedingt bei jedem auftreten muss. Das Schwanken wird im Bereich der Quantenheilung sehr häufig beobachtet. Es geschieht dann, wenn eine Welle kollabiert und damit ein Quant frei wird. In diesem Moment manifestiert sich das Gewünschte in unserem Sein. Schwanken ist also auch ein Indiz für die Funktionsfähigkeit der Karte. Ein Muss ist es allerdings nicht, denn wenn das Resultat auch ohne Schwanken eintritt, kann auf das Schwanken leicht verzichtet werden.

Umgefallen sind indes nur wenige, ich weiß allerdings nicht, wie viele Testpersonen bei der Anwendung saßen oder standen. Dass wesentlich weniger Menschen fielen als schwankten bedeutet zudem, dass das Schwanken nicht unbedingt in der Waagerechten enden muss.

Die Anzahl der Personen, die bei der Anwendung Glücksgefühle empfanden, ist genauso hoch wie die derjenigen, die Hitze oder Kälte wahrnahmen.

Etwa zehn Prozent der Anwender gaben an, dass sich die Kugel plötzlich bewegte. Eine Person sagte sogar aus, dass es auf einmal deren drei waren, die wie Planeten um die Sonne kreisten. Gelegentlich begann die Kugel auch zu pumpen wie ein Herz, wurde größer, kleiner und verschwand sogar ganz. Hin und wieder verschwand auch die ganze Karte, oder es entstand ein Leuchten um sie herum. Knallen im Kopf, Schwindel und ein Einfluss auf den Atem (Hyperventilation) sind ebenso selten beobachtete Phänomene bei der Anwendung der *Synergemo®-Card*.

Ein Großteil der Anwender berichtete übereinstimmend, dass es ihnen nach einer gewissen Zeit nicht mehr gelang, an das behandelte Thema zu denken. Die Gedanken lösten sich auf, und bei vielen hat sich die Art zu denken seither verändert - natürlich zum Positiven hin. Sie sehen nicht mehr so schwarz, sondern blicken optimistisch in die Zukunft, und das ist gut so.

Es liegt in unserer Natur, zunächst einmal das Schlimmste anzunehmen. Das ist kein Pessimismus, bei dem man die momentane Lage schlecht beurteilt (das Glas ist halb voll oder halb leer - du kennst das sicherlich), sondern es ist eine kleine Projektion in die Zukunft, was passieren *könnte*. Dieses »Befürchten«, es könnte sich eine Lage zum Schlechten hin entwickeln, hat das Überleben der Spezies Homo sapiens gesichert. Wenn unsere steinzeitlichen Vorfahren zum Beispiel abends am Lagerfeuer saßen und ein paar Happen zu sich nahmen, da gab es zwei Möglichkeiten, ein Geräusch, ein Knacken, ein Rascheln zu interpretieren:

1. Ach, das ist sicher Nachbar Fred, der sich zu uns setzen möchte.

2. Ein Säbelzahntiger. Nichts wie weg.

Was meinst du: Welche Haltung sichert eher das Überleben einer Sippe in der weiten, von wilden Tieren bevölkerten Savanne?

Unsere Biologie hat abgespeichert, immer zuerst einmal an den Säbelzahntiger zu denken, und wir sind noch Jahrhunderte davon entfernt, diese, für uns zivilisierte Menschen unschickliche Angewohnheit umzukehren. Heute wissen wir, dass wir unsere Zukunft selbst gestalten, mit dem Denken von heute. Da ist die Befürchtung, das Schlimmste könnte eintreten, geradezu selbstzerstörerisch. Wie gut also, dass es die *Synergemo®-Card* gibt. Wenn du der Meinung bist, auf einen Abgrund zuzureiten, dann nimm doch einfach die Karte zur Hand, male dir ein schickes Bild aus und betrachte die dritte Kugel.

So einfach geht das? Ja, so einfach geht das. Trotzdem benutzt kaum jemand der Testpersonen die Karte täglich, obwohl viele sie ständig bei sich tragen. In der Regel wird die Karte bei Bedarf herausgekramt.

Und nun zu den Einzelberichten ...

Eine Kundin aus Deutschland schreibt:
Da es mir zu kompliziert war, deinen Test auszufüllen, schicke ich ihn dir so zu:
Frage 1: Die Anwendung ist einfach.
Frage 2: Gefühl bei der ersten Benutzung? Ja.
Frage 3: Habe ich überhaupt etwas gespürt? Ja.
Frage 4: Habe ich die Karte Freunden gegeben? Ja.

Frage 5: *Benutzung der Karte? Bei Bedarf.*

Frage 6: *Wie oft benutze ich die Karte? Seltener (soll aber mehr werden).*

Frage 7: *Was habe ich bei der Benutzung gespürt?*

    a) Kribbeln

    b) Hitze/Kälte

    c) das Gefühl, dass sich die Kugel bewegt

Frage 8: *Was hat die Anwendung bewirkt?*

    Mein Denken hat sich seither verändert.

Frage 9: *Wie lange hat es bis zur Wirkung gedauert?*

Kann ich so nicht sagen, da das Thema erst einige Zeit später wieder auf den Tisch kam und ich die endgültige Reaktion noch abwarten muss.

Bemerkungen: Leider habe ich die Karte noch nicht so häufig angewandt, wie ich es vorhatte. Sie kommt aber mit Sicherheit noch einige Male auf den Tisch. Da ich zurzeit komplett in einer Umorientierungsphase bin und viel an mir arbeite, lässt sich natürlich nicht genau sagen, woher welche Reaktion stammt. Am 09.10.2009 habe ich Eröffnung von meiner Zweigstelle der Gesundheitspraxis, und ich bin daher ziemlich im Stress. Es läuft allerdings alles glatt und rund, doch ich habe dennoch das Gefühl, es könnte mit der Zeit etwas knapp werden. Dieses Thema werde ich allerdings noch mit der Karte angehen.

Dieser Bericht gibt, so meine ich, gut das Verständnis dieser Frau für die Karte wieder.

Hier ein weiteres Feedback. Es kommt von einer Dame aus Düsseldorf:

Vielen Dank für die Karte. Ich benutze sie gerne, denn die körperliche Entspannung, die ich damit erfahre, ist einfach wunderbar. Ich nehme die Karte abends mit ins Bett und halte sie in den Händen. Was dann passiert, ist so schön! Meistens verschwimmt alles um mich herum, dann gehen langsam die Augen zu und ich habe den Eindruck, die Matratze nimmt meinen Körper auf. Die Entspannung ist großartig, so intensiv, dass ich mich wie in einer anderen Welt fühle und alsbald einschlafe.

Die Themen, die ich damit bearbeite, haben sich aber noch nicht aufgelöst. Mache ich etwas falsch?

Diese Dame hatte ihre Themen also zum Zeitpunkt des Feedbacks noch (teilweise) präsent.

Ganz andere Erfahrungen machte aber diese Dame aus der Schweiz:

Herzlichen Dank für die Karte. Es ist spannend, was da passiert.

Vor sieben Jahren hatte ich einen heftigen Autounfall. Ich war nicht allein, denn auch meine Kinder saßen mit im Wagen. In der letzten Zeit habe ich den Gedanken daran immer wieder verdrängt, aber ich spüre doch, dass man so ein Erlebnis nicht einfach wegwischen kann. Nun hast du mir die Gelegenheit gegeben, mir das Thema noch einmal anzuschauen.

Ich bin in dieses Thema hinein, soweit es mir noch bewusst war. Bisher hat es mich jedes Mal schockiert, wenn diese Bilder hochkamen, aber mit der Karte kann ich diese Etappe jetzt emotionslos ansehen.

Dann habe ich mich gefragt, was wohl mit dem unbewussten Anteil geschieht, und er ließ nicht lange auf sich warten. Schnell kamen Bilder und Gefühle hoch – nun bin ich daran, sie aufzuarbeiten. Es ist, als ob mir jemand einen Film vorspielt. Gleichzeitig dazu kamen so ziemlich alle Todesfälle im Familien- und Freundeskreis wieder ins Bewusstsein.

Dann bin ich irgendwie in der Zeit zurückgegangen, bis vor meine Geburt. Das war einfach nur »schön«. Anfangs war noch der Gedanke da, an einem Thema zu bleiben. Habe es dann aber einfach laufen lassen.

Während eines schamanischen Seminars hatte ich den Teilnehmern Geschenke mitgebracht: *Synergemo®-Cards*. Es war eine kleine Gruppe von nicht mehr als sechs Personen. Diesen sechs Leuten habe ich je eine Karte geschenkt und sie sie sofort ausprobieren lassen.

Die sechs Leute standen in Hufeisenform da und hatten alle ihre Karten in den Händen, und schon nach wenigen Sekunden fingen fünf von ihnen an zu schwanken. Es war ein Bild für die Götter.

Eine Anwenderin berichtete nach dem Test, dass sich ihr mit der Karte angeschautes Thema spontan vollständig aufgelöst hatte.

Eine weitere Dame war so begeistert, dass sie eine zweite Karte käuflich erwarb.

Zwei anderen Personen gelang es nicht, noch an ihr Thema zu denken. Die Gedanken waren einfach wie ausgeschaltet, und sie spürten eine wohltuende Leere im Kopf und unendliche Entspannung.

Die beiden letzten Herrschaften berichteten, dass sie sich geerdet sowie mit dem Kosmos verbunden fühlten und dass sie ein Kribbeln in den Händen verspürten.

Der nun folgende Bericht wurde mir von meinem Schweizer Partner Markus Hardegger zugeschickt, der inzwischen *Synergemo®*-Seminare ausrichtet. Diese Testperson, ein Heilpraktiker, schreibt:

Tausend Dank für diese Karte! Ich melde mich hiermit offiziell zu deinem ersten Seminar damit an! Die Karte übertrifft all meine Erwartungen, und ich werde sie, wenn es okay ist, auch zum Coachen einsetzen. Ich werde dir später meine weiteren positiven Erfahrungen mitteilen. Aber hier mal ganz kurz ...
Ich selber kann mich über die Karte von jeglichem Verlangen heilen. Ich hatte Lust auf Süßes, einmal auch auf Bier, mit der Karte war es weg.

Ich vermisste Manuela ganz stark, mit der Karte konnte ich wieder anders denken und hatte praktisch sofort einen schönen Abend.

Meine Mutter hatte starke Kopfschmerzen, ohne irgendeine Info zur Karte nahm sie diese wie von mir gezeigt in die Hand, wartete kurz und kippte zu ihrem großen Erstaunen nach hinten – auf einen Küchenstuhl. Sie fing an zu lachen und schüttelte den Kopf. Auf meine Frage nach dem Grund antwortete sie: »Unglaublich, mein Kopfweh ist weg!«

Versuch mit Kieferschmerzen funktionierte ebenfalls.

Die Freundin meines Bruders beklagte sich über Schmerzen in den Ellenbogen. Wieder ohne Erklärung konnte ich ihr mit der Karte helfen, diese innerhalb von Sekunden aufzulösen!

Ich bin absolut begeistert! Endlich etwas, was sofort spürbar wirkt! Genau das habe ich an der Radionik etc. immer vermisst: den sofortigen Effekt.

Ich freue mich auf unser nächstes Treffen.

Natürlich sind Erfahrungen wie die obige nicht gleich bei jedem zu erwarten. Das Beispiel zeigt aber deutlich, dass es funktioniert, auch mit Menschen, die überhaupt nicht wissen, was sie da in die Hand nehmen. Oder funktioniert es gerade deshalb so gut, weil sie keine Zweifel haben?

Vielen Dank für die Karte. Ich habe sie einer jungen Mitarbeiterin gegeben. Sie hatte die Prüfung an der Soz nicht bestanden und stand darum so ziemlich im Schilf. Auf und ab ging's mit ihr, und sie hatte immer wieder solche Downs, dass sie nicht zur Arbeit kommen konnte. Ich hatte ihr mentale Übungen gezeigt, damit sie ihre Zukunft besser sehen und spüren konnte. Das brachte ihr zwar viel, aber erst mit der Karte hatte sie dann das durchschlagende Erlebnis. Sie nimmt ihr Leben wieder selbst in die Hand. Schon nach drei Tagen gab sie mir

die Karte zurück und sagte: »Nun kann ich das auch ohne sie.«
Da ist ja wirklich etwas passiert!

Dieser Bericht beweist, dass jede erdenkliche Hilfe von der Karte erwartet werden kann. Du musst nur offen sein dafür. Und selbst Menschen, die mit anderen Methoden, Mitteln oder Systemen an sich arbeiten, können der Karte noch etwas abgewinnen, wie nachfolgendes Beispiel von der Silberschnur-Autorin Johanna Tippkemper zeigt:
Da ich täglich mit dem Herzstern arbeite, ist die Kraft dieser
Karte für mich schwer zu differenzieren. Aber so viel kann ich
schon sagen, dass das Thema, an dem ich arbeite, sich mit die-
ser Karte auflöst!

Und nun wieder ein Bericht aus Deutschland. Er kommt von einem Mädel, dessen Leben mit Herausforderungen der vielfältigsten Art gespickt ist. Entsprechend viel passiert natürlich bei der Benutzung der Karte.
An dieser Stelle möchte ich mich ganz herzlich für die Zusen-
dung der Karte bedanken. Ich habe sie bereits benutzt und
werde, wenn es dir nichts ausmacht, Tagesprotokolle führen.
Schon die erste Benutzung war ein sehr anstrengendes Erlebnis.
Ich war danach so fertig, dass ich eingeschlafen und mit Kopf-
schmerzen aufgewacht bin. Ist es richtig, dass, wenn man sich
auf den Ball konzentriert, er sich komplett und ständig verän-
dert? Mir ist es passiert, dass er vollständig verschwand. Er war
einfach weg. Dann war er wieder da, vermehrte sich, und dann
war es mir, als kreisten Planeten um eine Sonne. Irgendwann
waren diese anderen Bälle wieder weg, und es entstand ein
schwarzer Rand um die Kugel, genau wie bei einer Sonnen-
finsternis, wenn der Mond sich vor die Sonne schiebt. Zuletzt
begann die Karte zu leuchten. Es war einfach unbeschreiblich.
Ich bin sehr gespannt, was sich bei mir jetzt alles auflöst.

Frauen sind offensichtlich wesentlich feinfühliger als Männer. Das ist meiner Erfahrung nach auf jeden Fall in Deutschland der Fall; für die Schweiz habe ich andere Erfahrungen gemacht, aber das ist letztendlich rein subjektiv betrachtet. Das weibliche Gehirn arbeitet zu 70 Prozent mit der rechten Gehirnhälfte, dem emotionalen Teil, während wir Männer zu 70 Prozent auf der logischen Seite unterwegs sind. Darin könnte es auch begründet liegen, dass Frauen eher zur Karte greifen als Männer. Gerne erhalte ich deshalb auch einmal Erfahrungsberichte vom »starken Geschlecht«, das möglicherweise der Meinung ist, auch ohne diese Karte zurechtzukommen. Dass die *Synergemo®-Card* aber die Fähigkeit hat, das Leben einfacher zu machen, zeigt der folgende Bericht einer jungen Dame, die die Karte nicht mehr missen möchte:

Ich konnte meine Menstruationsbeschwerden mit der Karte sofort lindern. Normalerweise brauche ich zwei Schmerztabletten, damit sie erträglich werden!

Darüber hinaus leide ich an Flugangst, vor allem beim Starten und Landen wird mir ziemlich schlecht. Aber mein Freund wollte unbedingt nach Teneriffa, und ich tat ihm den Gefallen. Schon bei dem Gedanken an den Flug wurde mir übel. Genau zur rechten Zeit wurde mir eine Synergemo®-Card geschenkt, und nachdem ich die Anleitung gelesen hatte, nahm ich sie sofort zur Hand. Ich stellte mir vor, ich sei am Flughafen – allein das reicht in der Regel schon für Schweißausbrüche. Aber dann begann ich zu schwanken, fiel auf einen Sessel und das Gefühl war weg. Danach dachte ich gar nicht mehr daran, dass es mir schlecht werden könnte, aber dennoch steckte ich die Karte ein.

Vor dem Flug nach Teneriffa benutzte ich die Karte noch einmal für etwa fünf Minuten, anstatt Medikamente gegen Reiseprobleme zu schlucken. Tatsächlich verspürte ich weder beim Start noch bei der Landung Übelkeit, obwohl ich die Karte

nur VOR dem Flug zur Hand nahm. Und meine Angst trat auch nicht wieder auf.
Danke für dieses wertvolle Geschenk!

Andere brauchen die Karte erst gar nicht zur Hand zu nehmen, um deren Wirkung zu spüren:

1. *Bereits als ich den Briefumschlag öffnete, überkam mich plötzlich ganz tiefe Ruhe und Frieden.*
2. *Bei der Benutzung spüre ich sehr oft ein starkes Rauschen im Bereich 3. Auges.*

Das war kurz und bündig und aussagekräftig, genau wie die nachfolgende kurze Zeile von einer Klientin:

Das Erstaunliche an der Karte sind die einfache Handhabung und die raschen, positiven Ergebnisse. Vielen Dank für das großartige Geschenk!

Eine Erfahrung der ganz besonderen Art machte diese Dame mit der Karte:

Beim Festhalten der Karte ist es mir, als strömten Elektroimpulse kreisförmig um meine Augenhöhlen. Der rechte Trigeminusnerv* zieht, und ich bekomme einen leichten metallischen Geschmack im Mund. Ich fühle mich nach dem Karteneinsatz etwas mehr im Gleichklang. Seit die Karte neben meinem Bett liegt, schlafe ich entspannter, auch wenn ich keinen Elektrosmog im Schlafzimmer habe.

---

* Der Trigeminusnerv (auch Drillingsnerv genannt) ist ein Gesichtsnerv. An der Schläfe befindet sich ein Knoten, an dem er sich in drei Äste aufteilt. Einer davon verläuft über die Braue, der zweite unterhalb des Auges und der dritte durch die Wange. Er sorgt sowohl für die Sensibilität im Gesichtsbereich (Stirn- und Augen-, Oberkiefer- und Unterkieferbereich) als auch für die Aktivierung der Kaumuskulatur.

Das Feedback der folgenden jungen Frau macht Hoffnung auf ein leicht zu erreichendes besseres Leben und lässt unsere Herzen höher schlagen, denn:

Ich spüre zwar kein Kribbeln, wie du es mir gesagt hast. Dafür fließt aber eine Welle durch mich, und nun erfüllen sich meine Wünsche plötzlich leichter.

Und eine weitere junge Dame ist folgender Ansicht:

Seit ich die Karte habe, liegt sie unter meinem Kopfkissen. Ich kann mit Bestimmtheit sagen, dass ich mich seither besser fühle, glücklicher, erfüllter – und dass es mir gesundheitlich besser geht.

Den Abschluss der Berichte macht das Feedback eines Mannes, der ausdrücklich betont, er sei KEIN spiritueller Mensch. Trotzdem hat ihm die Karte geholfen.

Der Mittdreißiger ist bereits seit drei Jahren selbstständig. Und obwohl das Geschäft blüht, kann er sich eines Themas nicht erwehren. Das Wort sitzt ihm wie ein Kloß im Hals und schnürt ihm die Kehle zu: *Zahlungsausfall!* Mit dieser Angst lebt er seit dem Beginn seiner Selbstständigkeit, und er hat sie bisher nicht in den Griff bekommen. Immer wieder kommen ihm diese Horrorszenarien in den Sinn, dass es zu Zahlungsausfällen kommen könnte. Seine Erfahrung mit der Karte ist kurz, knapp und präzise: *Nach drei Minuten war die Angst weg. Dabei wurde die Kugel größer.*

Diese kleine Auswahl aus zahlreichen Berichten zeigt, wie gut die Karte bei den meisten Menschen wirkt und wie vielfältig die Benutzungsmöglichkeiten sind. Im Prinzip gibt es kein Thema, kein Gefühl, keine Gedanken, die mit der *Synergemo®-Card* nicht behandelt und letztendlich auch transformiert werden könnten. Die wichtigste Voraussetzung ist einfach nur das vorbehaltlose Herangehen an das

Thema. Wer zweifelt (»Ich glaube zwar nicht, dass das so klappt, wie in diesem Buch beschrieben, aber mal sehen ...«), braucht etwas länger, um überzeugt zu sein.

Wir begrenzen uns selbst

Ich habe schon in anderen Büchern meine Meinung in Bezug auf die Zusammenarbeit mit anderen Dimensionen vertreten: Alles funktioniert. ALLES! Das, was uns begrenzt, ist unser Verstand. Er sitzt als Tor zwischen unserer materiellen Ebene und dem morphogenetischen Feld (4. Dimension). Darüber sind auch noch alle anderen Dimensionen angesiedelt, und dort ist bereits alles vorhanden. Was wir uns vorstellen können, das existiert. Wir brauchen es nur in unser Leben zu holen. Auch Heilung! Wir müssen sie nur zulassen. Sollte das bei dir noch nicht so richtig funktionieren, dann bearbeite dieses Thema doch einmal mit der Karte.

Bist du der Meinung, dass das, was ich in diesem Buch behaupte und beschreibe, doch sehr weit hergeholt ist? Zu weit, als dass du es akzeptieren könntest? Denkst du, dass ein Stück Plastik (oder Pappe, wie das diesem Buch beiliegende) gar nicht in der Lage sein *kann*, all die oben genannten Phänomene hervorzurufen?
Dann sage ich: Du hast Recht! Das Stück Plastik kann das nicht.

Aber ...

... da dieses Stück Plastik ein Adapter zwischen uns und anderen Dimensionen ist, funktioniert es wirklich. Nicht die Plastikkarte macht den Erfolg aus, sondern die Programmierung derselben.

Um deinen Zweifel zu bekämpfen, sagst du dir einfach: »So, jetzt werde ich zuerst einmal all meine Zweifel ausräumen. Ich glaube nämlich nicht, dass du blaues Stück Pappe was drauf hast.« Weiter brauchst du nichts zu denken. Nimm nun die Karte wie beschrieben zur Hand, stelle dich vor einen Sessel, pass auf, dass die Katze nicht draufliegt, und betrachte die dritte Kugel. Nimm dir Zeit für diese Aufgabe, und erledige sie nicht zwischen Tür und Angel, in der Werbepause vor dem Fernseher oder beim Lesen mit dem Buch auf den Knien, wenn du schon der Lektüre des letzten Kapitels entgegenfieberst. Nimm dir also wirklich eine halbe Stunde Zeit – und räume mit dieser Karte deine Zweifel aus. Habe den festen Willen dazu. Halbherzigkeit (»Na, dann wollen wir mal sehen, ob's stimmt ...«) bringt dich nicht weiter. Die Intention macht's, und wenn du dir sagst: »Ich will, dass diese Karte das alles für mich ist«, dann wird sie es sein.

Ich wünsche dir viel Erfolg dabei. Nicht, weil ich möchte, dass du dieses Buch und die Karte gut findest (das wäre nur meinem Ego zuträglich), sondern weil ich mir von Herzen wünsche, dass JEDER mit dem Kauf dieses Buches sein Geld gut und wertbringend investiert hat. Darüber hinaus bin ich der Meinung, dass wir unserer Erde, aber auch unserer eigenen Existenz etwas schuldig sind. Der viel zitierte und von manchen sehnsüchtig erwartete Bewusstseinssprung der Menschheit im Jahre 2012 soll ja so einiges ins Lot bringen. Die *Synergemo®-Card* ist dafür konzipiert, ihren Beitrag zu diesem Ereignis zu leisten, denn indem viele Menschen dieses Buch lesen und die Karte ausprobieren, wird sich das Gesamtbewusstsein anheben, zum Wohle aller. Auch du bist Teil dieses wichtigen Prozesses. Sei stolz darauf, denn allein die Tatsache, dass du zur Leserschaft von Büchern wie diesem gehörst, bedeutet, dass du bereits ein erhöhtes Bewusstsein hast.

Wenn dir die Karte dieses Buches nicht ausreicht, so kannst du diese gegen eine »echte Karte« zum vergünstigten Preis beim Panta-Rhei-

Institut eintauschen. (➤ Die Kontaktadresse findest du am Ende des Buches.)

Darüber hinaus ist eine personifizierte *Synergemo®-Card* in Planung. Sie wird genau auf die von dir zu lösende Lebensaufgabe abgestimmt sein und ist vielleicht jetzt, da das Buch erhältlich ist, bereits Realität. Infos dazu gibt es ebenfalls beim Panta-Rhei-Institut.

6. Kapitel

Vorbereitung auf 2012

In diesem Buch wird viel erklärt. Aufgrund der großen Wichtigkeit für kommende Ereignisse möchte ich es hier noch einmal zusammenfassen. Das erste Kapitel lasse ich dabei außen vor. Es beschreibt nur eine Reihe von Ausbildungen, die mich sehr interessierten, die mir über die Maßen gefielen, und die Summe an Erkenntnissen und Erfahrungen brachten das ans Licht, was in diesem Buch geschrieben steht. Zahlreiche andere hätten das gewiss auch ohne diese Ausbildungen geschafft. Ich aber musste den langen Weg gehen, um *Synergemo* und den Quantencode ins kollektive Bewusstsein holen und um dieses Buch schreiben zu können. Zusammengefasst zeigt es auf, ...

... dass der Verstand uns mit *der* Dimension (der Dritten) verbindet, in der wir vorübergehend existieren, und dass er als Antenne wirkt, damit wir uns in der Materie zurechtfinden. Er sollte nur eingeschaltet werden, wenn es darum geht, genau diese Aufgaben zu erfüllen, während das Bewusstsein ihn beobachtet und die Lehren aus dem zieht, was es beobachtet. Es bewertet nicht, sondern versteht nur die Tragweite aller Entscheidungen. Das Bewusstsein ist eng verbunden mit den Emotionen, denn diese kommen vom höheren Selbst und zeigen uns den richtigen Weg. Wir müssen sie einfach nur bewusst wahrnehmen. Ein waches Bewusstsein für eine übergeordnete Dimension, aus der alle Informationen in unser Leben fließen, ist für ein erfülltes Leben sehr wichtig.

... dass Emotionen und Gefühle einen sehr starken Einfluss auf unser Leben haben. Die negativen Varianten davon zeigen uns nicht nur, dass wir auf dem Holzweg sind und schleunigst umkehren sollten, sondern sie deformieren auch das Achsenkreuz des Vierpols. Diese Deformierung wiederum ist die Ursache dafür, dass die falsche Information in unser Leben fließt.

... dass unsere ganze Existenz, »Alles-was-ist«, von einer vierpoligen Energie gesteuert wird und dass alles Leben nur sein kann, weil diese vierpolige Energie Information aus anderen Räumen in die Materie holt. Dies gilt nicht nur für uns Menschen, sondern auch für die Tiere, die Pflanzen, die Steine, Mutter Erde – das ganze Universum. Wie bereits gesagt ist ein intakter Vierpol von immenser Bedeutung für ein funktionierendes Sein jeglicher Art.

... dass die beiliegende *Synergemo®-Card* einen wertvollen Beitrag für ein erfülltes Leben leisten kann - oder zumindest den Weg dafür ebnet.

Zuletzt sollte auch klar sein, selbst wenn ich es bisher noch nicht explizit angesprochen habe, dass negative Emotionen wie Angst, Hass, Neid, Ärger, Wut, Stolz usw. nur dem Ego dienlich sind. Das Selbst hat keine Angst vor etwas. Es *ist* einfach nur und weiß, dass das Universum für alles sorgt. Hass, Ärger und Wut, die wir anderen Menschen entgegenbringen, sind nur da, weil diese nicht unseren Vorstellungen entsprechen, nicht spuren und damit unser Ego auf die Palme bringen. Neid und Stolz sind vergleichende Emotionen, mit denen sich unser Ego mit anderen misst. Dabei fühlt es sich entweder unterlegen (Neid) oder aber überlegen (Stolz). Beides ist völlig unnötig, da wir nicht inkarniert sind, um besser zu sein als andere, sondern um unsere Erfahrungen zu machen, damit wir wachsen. Das allein ist schon egoistisch genug, meinst du nicht auch?

Sobald wir mit der Karte arbeiten, versinkt das Ego im Untergrund und hält sich bedeckt. Das ist der Moment, in dem das reine Bewusstsein an die Oberfläche kommt, und deshalb kann auch die reine Information fließen. Wir fühlen uns wohl.

Der Bewusstseinssprung

Doch das ist noch nicht alles. Ein ganz wichtiges Thema ist, dass wir uns mit Riesenschritten dem 21. Dezember 2012 nähern, jenem bedeutenden Datum, an dem laut zahlreicher Vorhersagen etwas Gravierendes geschehen soll. Auch wenn viele Lager sich wie Roland Emmerich (Regisseur des Filmes *2012*) auf apokalyptische Ereignisse einstimmen, möchte ich den Abenteurern unter meinen Lesern sagen, dass mit dem Ende eines Zyklus' im Maya-Kalender sehr wahrscheinlich nur eine schleichende Anhebung des menschlichen Bewusstseins angeschoben werden wird. Ich möchte es nicht versäumen, an dieser Stelle auszuführen, wie sich dieser angesagte Bewusstseinssprung der Menschheit aus meiner Sicht gestalten könnte.

Das Bewusstsein der Menschheit erweitert sich schon seit einigen Jahren in immer größeren Schritten, und das Feld der spirituell Interessierten ist auf dem Vormarsch. Selbst Ärzte scheuen heute nicht mehr davor zurück, entsprechende Fachartikel zu publizieren und gehen mit den Quantenheilern konform, dass ein Umdenken im Bereich der Medizin von großer Wichtigkeit ist *(Quelle: Co.med-Magazin*

Nr. 04/2009, Bericht des Dr. med. Köhler über Quantenmedizin).
Solche Artikel bestätigen die Zeichen der Zeit: Der Markt für die
Quantenheilung ist offen und wächst stetig – eben wie das Bewusstsein der Menschheit.
Diese Behauptung möchte ich noch ein wenig näher abklopfen und
ziehe dazu den Online-Buchhändler Amazon hinzu.
Amazon hat Bücher zum Thema Geistheilung im Programm, und
zwar ab dem Erscheinungsjahr 1954. Sie machten in früheren Jahren
das Gros der spirituellen Bücher aus. Heute hat die Quantenheilung
in den Statistiken des Online-Buchversands Amazon einen nie ge-
kannten Stellenwert erreicht.

1. Mit Datum Juni 2009 sind für den Zeitraum 1954 bis 2010 bei
   Amazon 1078 spirituelle Titel gelistet. Etwa ein Drittel – 332 –
   ist erst nach 2003 erschienen. Hat die Geistheilung seit 1954 mit
   239 Werken stolze 22,23 Prozent des Feldes erobert, so setzt die
   Quantenheilung mit 32 Werken in nur sechs Jahren (3 Prozent
   seit 2003) noch einen drauf, denn das wären auf 55 Jahre gerech-
   net 27,5 Prozent oder 296 Titel, 24 Prozent mehr als die populäre
   große Schwester! *(Quelle: www.amazon.de)*

2. Seit Ende September 2008 ist das Buch *Matrix Energetics* in
   Deutschland auf dem Markt. Damit begann hierzulande die neue
   Ära der Quantenheilung. Das Buch ist mit Juni 2009 in die 4.
   Auflage gegangen. Noch besser schnitt *Quantenheilung* von
   Frank Kinslow ab, das erst im Februar 2009 auf den deutschen
   Markt kam und nun (Juni 2009) die 5. Auflage erreicht hat. Es
   kam bei Amazon auf den 8. Platz unter den Bestsellern. *(Quelle:
   www.amazon.de)*

3. Auch der Einzug der Quantenheilung in Filme und Videoclips
   zeigt, wie groß das Interesse geworden ist. So bringe ich als weitere Beweisführung die Zeichentrickfigur Dr. Quantum an, die

das berühmte Doppelspalt-Experiment erklärt. Dieser Clip sammelte in zwei Jahren 1,1 Mio. Klicks. Ein Streifen über die berühmte Gruppe Tokyo Hotel brauchte für die gleiche Menge 50 Prozent mehr Zeit, nämlich drei Jahre. *(Quelle: www.youtube.de)*

Auf der anderen Seite ist seit langem ein Schwinden der schon immer von der Gesellschaft geschätzten Werte zu beobachten: Ehrlichkeit, Verlässlichkeit, Treue usw. Ehrenhafte Helden, die auch den Gegnern eine Chance lassen, gehören inzwischen ganz gewiss der Vergangenheit an, und ungeschriebene Gesetze wie »Brillenträger schlägt man nicht« und »Wer auf dem Boden liegt, den tritt man nicht mehr« sind endgültig passé. Anstatt Achtung vor dem Alter zu haben, werden unbescholtene Bürger in U-Bahnhöfen für ihre Zivilcourage zu Tode geprügelt, doch anstatt klarer Signale aus den Reihen der Politik sorgt man sich dort um die Sicherung der ergatterten Pöstchen und darum, wie dem Volk noch mehr Steuern abgerungen werden könnten. Grund dafür ist, dass gerade dort, wo reines Bewusstsein für ein Wachstum des Landes von großer Wichtigkeit wäre, nicht der Hauch davon zu spüren ist. Wäre auch nur ein Funken davon vorhanden, hätten unsere Volksvertreter längst erkannt, dass Wachstum nicht grenzenlos zu schaffen ist, sondern ein Umdenken geschehen muss. Es ist also nicht nur die Schere zwischen Armut und Reichtum, die immer weiter auseinanderklafft, sondern auch die Schere zwischen Ego und Sein, denn zweifellos sind jene, die auf für andere untragbare Weise durchs Leben schreiten, ihrem verschobenen Selbstbild verhaftet. Betrachten wir uns das (verschobene) Achsenkreuz des Vierpols, dann erkennen wir darin nur zu gut eine Schere.

Auch wenn ich Gefahr laufe, mich zu wiederholen, oder mir sagen lassen muss, dass ich die Aussagen anderer wiederholt zum Besten gebe, so sage ich es nun noch einmal: Negative Gedanken sind schädlich! Sie wirken nicht nur als Magnet für allen möglichen Müll, den wir damit in unser Leben ziehen, sondern sie wirken auch sofort auf alle Zellen und setzen unser Immunsystem außer Kraft. Wie lange das Immunsystem damit ausgeschaltet wird, liegt wiederum daran, wie ausgedehnt wir uns in der Miesepeterei aalen. Positive Gedanken dagegen machen stark, und diese beiden Behauptungen kann jeder sofort nachprüfen. Dazu brauchst du nur einen Partner:

Übung zur Wirkung der Gedanken auf uns

1. Nimm auf einem Stuhl Platz, und schließe die Augen. Strecke einen Arm seitlich waagerecht aus. Nun lasse die Person, mit der du die Übung durchführst, deinen Arm kurz nach unten drücken und gleich wieder loslassen.

2. Du sitzt immer noch mit geschlossenen Augen auf dem Stuhl, der Arm ist seitlich ausgestreckt. Vertiefe dich nun in einen schlechten Gedanken. Versetze dich in eine Situation, die dich traurig macht, die du als unangenehm empfunden hast oder empfinden würdest. Wenn du tief genug in diesem Sumpf der Emotionen versunken bist, dann lass dir deinen Arm wieder nach unten drücken.

3. Auch jetzt sitzt du noch auf dem Stuhl, der Arm ist ausgestreckt, die Augen sind geschlossen. Dieses Mal wird dir die Übung mehr gefallen, denn du darfst dich auf eine sehr erfreuliche Situation einlassen. Wenn du so weit bist, dass dir das Herz aufgeht, dann lasse dir den Arm wieder nach unten drücken.

Na, wie waren die Resultate? Hast du Unterschiede gespürt? Aber natürlich, denn im ersten Fall wird der Arm nach unten gedrückt und schnappt nach dem Loslassen wieder nach oben. Im traurigen Fall bleibt er unten, und bist du richtig gut drauf, wie bei (3), gelingt es deinem Partner nicht, deinen Arm nachhaltig zu bewegen. Habe ich Recht? Eine schlechte Verfassung macht also schlapp und kraft-los. Doch sind wir gut drauf, dann könnten wir förmlich Bäume aus-reißen, dann wirft uns so leicht nichts aus der Bahn.

Du siehst, wie unglaublich tief die Gedanken in unseren Körper hi-neinstrahlen und ihre Wirkung entfalten. Ob sie zerstörerisch sind oder aufbauend, liegt ganz allein bei uns. Wir haben die Macht, uns von Negativität beeindrucken zu lassen, auf Jammern mitzujammern, auf Schimpfen mitzuschimpfen. Wir haben aber auch die Macht, uns auf die positive Seite zu schlagen, Menschen zu suchen, bei denen die Stimmung gut ist, die sich für eine gute Sache einsetzen und etwas bewegen. Dieses Separieren findet jederzeit statt, und immer mehr Menschen schlagen sich auf die eine oder andere Seite, während noch vor wenigen Jahrzehnten das graue Mittelfeld domi-nierte. Ob sie es bewusst oder unbewusst tun, sei einmal dahinge-stellt. Fakt ist, dass die Schere immer weiter auseinanderklappt.

Warum ist das so? Weil viele Menschen beginnen, ihr Selbst zu er-kennen. Sie entwickeln Kompetenz und damit ihre Handlungsfähig-keit, und Handlungsfähigkeit ist letztendlich eine Einheit aus Wollen (Seele), Wissen (Geist) und Können (Körper). Diese drei Faktoren entwickeln unsere Ganzheitlichkeit. Menschen dieser Entwicklungs-richtung schlagen sich auf die eine Seite der Schere, jene aus Bewuss-tem und Unbewusstem. Die anderen bauen ihr Ego aus und fühlen sich auf der anderen Seite wohl.

Früher stand der Mensch als kleines Dingelchen im Leben, umrahmt von allen möglichen Kräften, die auf ihn einwirkten. Das waren vor allem die Weltbilder der Wissenschaft, und die Prägung begann mit der Erziehung durch die Eltern und den Einfluss des Umfeldes. Das Leben war auf drei Pfeilern aufgebaut: Religion, Tradition und Au-torität.

Heute ist der Mensch wesentlich bewusster als noch vor einigen Jahrzehnten. Er hat erkannt, dass er seine Realität selbst erschafft und wirkt von sich heraus nach außen. Dabei ist er umgeben und wird im Idealfall unterstützt von seinem Partner, der Familie, weiter von seinem Beruf, der Stadt, dem Land ... Die uralten, verknöcherten und heute nicht mehr aktuellen Ideen der Religionen zerbröseln, die Traditionen werden aufgeweicht, und Autoritäten ziehen sich immer mehr zurück. Wer hat denn heute noch Angst vor dem Pfarrer, dem Dorfschullehrer, dem Polizisten?

Die Entwicklung des Bewusstseins

Schauen wir uns eine Grafik der Entwicklung unseres Bewusstseins an, dann ähnelt diese dem aktuell gültigen Bevölkerungsbaum für Deutschland. Zwischen dem Bevölkerungsbaum, der unten, im Bereich der Neugeborenen, relativ schmal ist, in der Mitte breit und nach oben in Richtung Alter spitz zuläuft, und der Entwicklung des Bewusstseins gibt es Ähnlichkeiten, denn auch die Grafik zur Bewusstseinsentwicklung ist unten schmal wie ein Baumstamm, weil sich auf der niedrigsten Ebene nicht mehr so viele Menschen aufhalten (20 Prozent). Dann kommt das breite Feld der Mittelklasse. 65 Prozent der inkarnierten Seelen füllen die Ebenen zwei und drei, und nach oben hin in Richtung Spitze auf der siebten Ebene sind nur noch ganz wenige zu finden, nämlich nur ein bis zwei Promille. Auf den sieben Ebenen herrschen verschiedene Bedürfnisse vor, anhand derer hat jeder einen groben Anhaltspunkt, wo er sich in etwa befindet. Auf jeden Fall sollte es dir möglich sein festzustellen, ob du bereits die Schwelle vom Ich zum Sein überschritten hast:
Bis zur Ebene 4 sind die darauf Wandelnden Ich-bewusst. Hier wird das Ego nach außen gekehrt. Je tiefer die Ebene, desto eher ist das

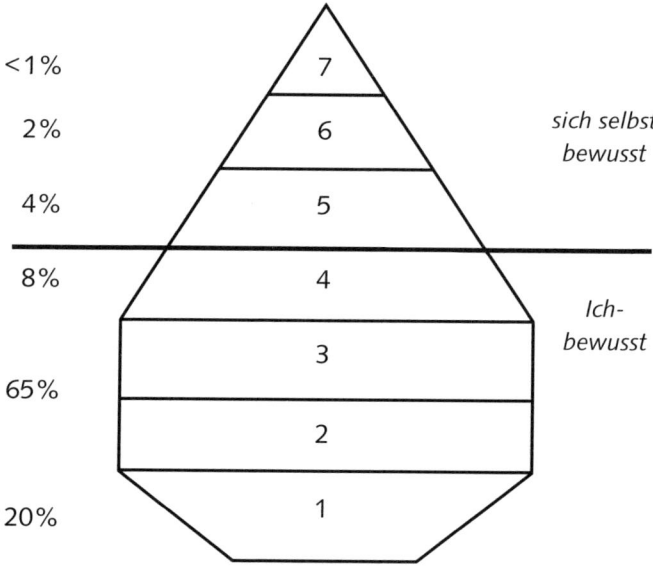

Abbildung 4: Die Entwicklung des Bewusstseins

Ebene:	Bedürfnis nach:
Ebene 7	sinnerfülltem Tun für andere
Ebene 6	Vervollkommnung und Reife
Ebene 5	Attraktivität im Sein, Persönlichkeitsentfaltung, Unabhängigkeit
Ebene 4	Attraktivität im Tun, Anerkennung durch andere, Abhängigkeit
Ebene 3	Kontakt, Zugehörigkeit zur Gruppe, geliebt werden
Ebene 2	Geborgenheit, Sicherheit
Ebene 1	physiologische Grundformen (Ernährung, Schlaf, Sex)

Tabelle 1: Die Bedürfnisse auf den sieben Ebenen

der Fall. Ein protziges Auto und die schärfsten Klamotten sind hier sehr wichtig, um die Angst, nicht akzeptiert zu werden, zu überdecken und um »cool« zu wirken, um die Zugehörigkeit zu einer Gruppe zu signalisieren und vieles mehr. Es ist nicht wichtig, wie man sich geistig entwickelt, solange die anderen wohlwollend und anerkennend von einem denken. Gerne wird dabei die Abhängigkeit von anderen, auch beruflich, in Kauf genommen. Diese vier unteren Ebenen sind mit Leiden verbunden, aus denen keine Erkenntnisse gewonnen werden. »Das Leben ist eben so, es ist hart«, mag hier die Devise sein. So werden unbequeme Umstände einfach akzeptiert in der Meinung, das sei Schicksal und man könne nichts daran ändern. Bei Mitgliedern dieser Ebenen herrscht auch oft die Meinung vor, dass sie auf der Schattenseite des Lebens geboren seien und andere auf der Sonnenseite. Bitte nicht falsch verstehen: Ich will hier keineswegs andeuten, dass Menschen der unteren vier Ebenen ALLE leiden, Probleme haben, minderbemittelt sind. Ich sage nur, dass – wenn dort jemand leidet – *oftmals* keine Erkenntnis daraus gewonnen wird.

Ab der fünften Ebene ist das anders, denn dort beginnen die Menschen, darüber nachzudenken, was an ihrer Situation faul ist. Sie finden den Grund heraus und können ihn entfernen. Hier findet Vertrauen ins Selbst statt, die Unsterblichkeit der Seele wird anerkannt und die Verbundenheit mit »Allem-was-ist« verstanden. Mit Logik allein kann die Hürde von Ebene 4 auf Ebene 5 jedoch nicht genommen werden. Hier ist Arbeit an sich selbst notwendig, damit eine Metamorphose beginnt, so wie aus einer Raupe ein Schmetterling wird.

Für die Arbeit an sich selbst steht die *Synergemo®-Card* zur Verfügung. Allein die Intention, der Wunsch, der Vorsatz, damit an sich zu arbeiten, bringt Ergebnisse. Was möchtest du an dir verbessern? Darauf gehe ich in der Übung am Ende des Buches ein.

Wir Menschen –
Zellen eines großen Gehirns?

Hat das Wachstum der Erdbevölkerung etwas mit dem Gehirn gemein?

Wir schreiten unaufhaltsam auf eine Bevölkerungszahl von sieben Milliarden Menschen zu, so viel wie nie zuvor. Im Jahr 2050 sollen es in etwa 9,2 Milliarden sein, womit wir uns dem menschlichen Gehirn angleichen, das neun bis elf Milliarden Zellen aufweist. Hat das Gehirn diese Größe erreicht, wächst es nicht mehr weiter, sondern es strukturiert sich (wie bereits weiter oben beschrieben: Kein vernünftig denkender Mensch kann grenzenloses Wachstum für möglich halten). Alte Zellen sterben, neue wachsen nach. Nach dem quantitativen Wachstum entsteht also das qualitative Wachstum. Mit sieben Milliarden Menschen betreten wir in Kürze bereits einen Grenzbereich.

Darüber hinaus nähern wir uns mit jedem Tag einem signifikanten Datum, von dem viele Propheten einiges erwarten. Dabei möchte ich gar kein Horrorszenarium skizzieren, wie es das absolut treffsichere, 1945 verstorbene Medium Edgar Cayce tat, indem er durch instabile Erdmagnetfelder verursachte schlimme Katastrophen vorhersah. Vielmehr ist anzunehmen, dass sich auf der Erde tatsächlich ein Bewusstsein aufbaut, wie wir es bisher nicht kannten. Wir haben in der Grafik von Seite 129 gesehen, dass dieses Bewusstsein, das sich seit dem Beginn der menschlichen Existenz spiralförmig über sieben Stufen nach oben entwickelt, sich derzeit noch tief im Keller befindet. Stolze 80 Prozent der Menschen tummeln sich auf den untersten beiden Ebenen und haben überhaupt keine Ahnung, was mit einer Bewusstseinsentwicklung gemeint sein könnte. Und nur etwa sechs Prozent haben schon die obersten drei Bewusstseinsebenen erreicht. Du (als Leser dieses Buches) bist auf jeden Fall unter diesen sechs Prozent zu finden, die sich ein erhöhtes Bewusstsein bereits erarbeitet haben. Diejenigen, die schon die siebte Ebene erreicht haben, machen nur wenige Promille aus. Es sind Leute wie Mahatma Gandhi, Mutter Teresa und andere, und natürlich hatte auch Jesus zu seiner Zeit auf Erden bereits diese Stufe inne.

Und noch einmal: das Magnetfeld

Darf ich noch einmal auf das Erdmagnetfeld zurückkommen? Es ist ein offenes Geheimnis, dass unsere Gedanken aus elektrischen Impulsen bestehen, und wer in der Schule ein wenig aufgepasst hat, weiß, dass elektrischer Strom, und sei er noch so schwach, ein Magnetfeld produziert. Genau das tun auch unsere Gedanken. Alles, was in unserem Gehirn elektrische Impulse generiert, erzeugt auch - zwar extrem schwache, aber dennoch messbare - Magnetfelder.

Weiter: Magnetfelder beeinflussen sich gegenseitig. Sie interagieren miteinander. Da das Erdmagnetfeld überall präsent ist, beeinflusst es unsere Biologie, und unsere Gedanken haben Auswirkungen auf das Magnetfeld der Erde. Dies habe ich weiter oben schon erklärt, und vielleicht ist dir in Erinnerung geblieben, dass genau aus diesem Grund zerstörerische Gedanken der Menschen einen miserablen Einfluss auf das Befinden unserer Erde haben. Auch umgekehrt wird ein Schuh daraus, denn ein zugrunde gehendes Erdmagnetfeld tut unserem geliebten biologischen Körper nicht sehr gut.

Nun wird vielerorts von einem zu erwartenden Polsprung gesprochen; Forscher, Mystiker, Propheten erwarten ihn recht bald. Natürlich ist die Tatsache, dass wir uns diesem Phänomen nähern, ein gefundenes Fressen für das breite Heer der Apokalyptiker, die damit eine ordentliche Auslese der menschlichen Spezies verbinden. Vielleicht überlebt ja nur eine Milliarde dieses Naturereignis? Immerhin wird das Verschwinden der Saurier nun nicht mehr zwingend mit einem Meteoriteneinschlag in Verbindung gebracht, sondern mit dem Umpolen des Erdmagnetfeldes in dieser Zeit.

Der Polsprung ist in der Erdgeschichte 12-mal nachweisbar, und im Mittel soll er alle 250.000 Jahre stattfinden. Inzwischen ist der nächste Wandel längst überfällig, denn der letzte fand bereits vor 780.000 Jahren statt. Wer nun allerdings damit rechnet, dass der Switch genau am 21.12.2012 stattfindet, wird enttäuscht werden, denn es gibt keinen Gott, der einen Knopf drückt, damit das passiert. Vielmehr schwächt sich das Magnetfeld innerhalb von ein- bis zweitausend Jahren langsam ab, geht gegen null und baut sich in relativ kurzer Zeit mit umgekehrter Polung wieder auf. Relativ kurze Zeit bedeutet: 100 Jahre.

Tja, das war wohl nichts, liebe Schwarzmaler. So spektakulär es auch wäre, am 21.12.2012 ein dramatisches Ereignis miterleben zu können, so unwahrscheinlich ist es es auch.

Unsere Herausforderung

Ich brauche sicher nicht zu erwähnen, dass in unserer Welt vieles in Unordnung geraten ist. Das bereits angesprochene explosionsartige Bevölkerungswachstum führt nicht nur zu dramatischen Umweltbelastungen und Klimaveränderungen, sondern lässt uns auch überall unsere Grenzen erkennen, nicht nur jene der schwindenden Ressourcen. Der Unsinn der Globalisierung führt zu sozialer Ungerechtigkeit und zum Ende vieler kleiner (Familien-) Betriebe, die durch Existenzverlust in die Hoffnungslosigkeit getrieben werden. Allerdings tut sich auch hier die Schere auf, und auf der anderen Seite entstehen Heilkräfte, die das Dilemma ausgleichen können.

Doch dafür sind sie nicht allein geschaffen. **Die große Wahrheit dahinter ist: Wir sollen lernen, anders zu denken!**

Anderes Denken ist allein durch die Höherentwicklung des Menschen zu erreichen, und zwar dadurch, dass wir uns unserer Ganzheit aus Geist, Seele und Körper bewusst werden. Haben wir das erkannt, dann wissen wir auch, dass jeder von uns ein einzigartiges schöpferisches Wesen ist. Die unbeschreiblichen Chancen, die sich uns dann eröffnen, sind Glück auf allen Wegen, denn wir wissen, dass wir selbst unsere Realität erschaffen. Wie wir diese Entwicklung ganz leicht unterstützen können, will ich dir jetzt erklären.

Wie unser Sein funktioniert

Der menschliche Körper ist – genau genommen – wie ein Ameisenstaat ein Gruppenwesen, denn er besteht aus 140 Billionen Zellen, und jede Zelle ist ein Lebewesen mit eigenem Stoffwechsel und auch einer Seele. Eine einzige Zelle steuert unglaubliche 10.000 biologische Abläufe. Diese Steuerung erfolgt nicht aus unserem Verstand heraus, ja noch nicht einmal aus uns selbst, denn inzwischen weißt du, dass unser Vierpol entsprechende Informationen aus anderen Dimensionen bezieht. Allerdings entscheiden nur fünf Prozent unserer Gehirnkraft – unser Denken – darüber, welche Information in uns fließen darf. Sie entscheiden, ob Heilvolles oder Unheilvolles in uns wirkt. Dass mickrige fünf Prozent Gedankenkraft unser Unheil heraufbeschwören können, ist eine schwer zu akzeptierende Tatsache, wenn man weiß, dass die Informationen, die wir in uns hineinlassen und die die anderen 95 Prozent der Kraft in uns ausmachen, zu 100 Prozent positiv sein können. Diese positive Kraft kommt aus dem Universum und erreicht unseren Geist. Die Frequenz dieser Kraft beträgt laut Metaphysik 10–28 Hz. Diese hohe Schwingung ist in der Lage, Materie zu verändern. Wie das geschieht, nämlich durch Visualisieren, ans Ergebnis glauben und handeln, wird in anderen Büchern sehr gut beschrieben. Fakt ist, dass allein die geistige Kraft unsere Existenz, unsere Realität erschafft. Dazu erhalten wir eine immense Kraft aus dem Universum. Der Schöpfungsprozess, unsere Kreationen, sind also nichts weiter als das Reduzieren der hohen Frequenzen auf niedrigere Werte. Wenn wir uns jedoch mit unserem Ego beschäftigen, dann kappen wir die Verbindung nach oben und müssen alle Energie aus dem Körper beziehen. Wir ackern und schuften und erreichen dennoch nichts, während andere offenbar mühelos durchs Leben schweben und alles mit einem Fingerschnippen erreichen. Das schlaucht, meinst du nicht auch?

Also wenden wir uns doch lieber wieder der geistigen Macht zu! Die *Synergemo®-Card* ist ein wichtiger Teil derselben, denn sie wird dich bei den folgenden metaphysischen Erkenntnissen maßgeblich unterstützen.

Um unsere Realität zu erschaffen, müssen wir beide Gehirnhälften einsetzen, auch wenn wir uns je nach Geschlecht mehr auf die eine oder die andere Hälfte konzentrieren. Die Damen lassen sich zu 70 Prozent von der rechten Gehirnhälfte steuern – sie ist die Heimat von Geist und Seele und damit die Seite der Sinne und Gefühle –, und meine männlichen Artgenossen und ich sind zu 70 Prozent linksgesteuert. Diese Seite repräsentiert den Körper, das Tun, das Handeln und die Realität. Aber erst beides zusammen ermöglicht den Schöpfungsprozess. Wie das genau vor sich geht, zeigt die Grafik auf Seite 136.
Uns allen, die wir Bücher wie dieses lesen, ist klar: Alles entspringt unserem Geist. Als Erstes ist da der Gedanke, die Idee, denn ohne dieselbe entsteht nichts. Wenn wir nicht die Idee haben, ein Haus zu bauen, und es uns nicht vorstellen können, dann bekommen wir kein Haus. So einfach ist das. Ohne die Idee und den Wunsch

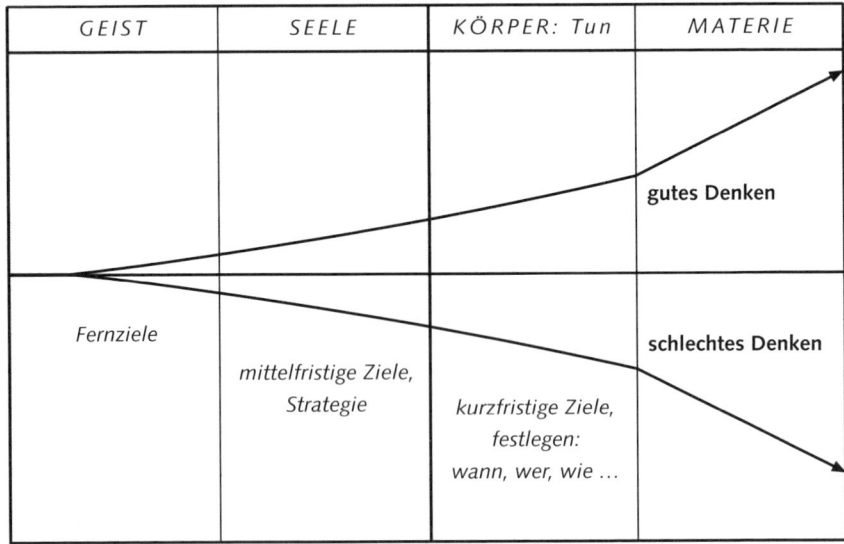

GEIST	SEELE	KÖRPER: Tun	MATERIE

gutes Denken

Fernziele

mittelfristige Ziele, Strategie

kurzfristige Ziele, festlegen: wann, wer, wie …

schlechtes Denken

Metaphysik; rechte Gehirnhälfte; Unterbewusstsein (95%)

Gestaltungsebene; linke Gehirnhälfte; Wachbewusstsein (5%)

Abbildung 5: Die Realitätserschaffung

kommt auch kein Auto in die Garage, ja noch nicht einmal ein Brötchen auf den Tisch. Damit der Gedanke, die Idee, der Wunsch, die Absicht entstehen können, ist eine Verbindung zum Universum vonnöten, jener Ebene, von der wir unsere Lebensinformation erhalten. Unser Erschaffen entsteht also in der rechten Gehirnhälfte, und diese ist gleichzusetzen mit der immateriellen Ebene. Wir haben **Visionen**, sind davon **begeistert**, erachten die Idee als **sinnvoll** und **wertvoll** – und das alles ist gleichzusetzen mit **positivem Denken**. Das **Fernziel** ist geboren.

Wir gehen mit **Liebe** und **Mut** ans Werk und malen uns die Einzelheiten des Projekts aus. Damit verlassen wir die geistige und betreten die seelische Ebene. Hier erkennen wir die **Attraktivität** des Unternehmens. Wir wollen das Ziel unbedingt erreichen und **konzentrieren** uns darauf. Wir **überlegen** uns: Was muss ich alles **tun**, um das Ziel zu erreichen? Auf diese Weise **bündeln** wir die Kraft, **fokussieren** sie auf das Ziel und gestalten eine **potenzielle Entfaltung**. Wir rufen so die **strategische Chance** ins Leben. Damit befinden wir uns immer noch auf der immateriellen Ebene und nutzen jene 95 Prozent der Kraft, die aus dem Universum kommt und uns nicht bewusst ist. Solange wir auf der rechten Gehirnhälfte tätig sind, kann uns die *Synergemo®-Card* wertvolle Dienste leisten. Da die Karte in der Lage ist, gute Gefühle zu erzeugen, kann sie bei der Visionsfindung und der Konzentration auf das Ziel eingesetzt werden. Wie das funktioniert, ist dir nun sicherlich bekannt.

Dann erst verlassen wir im Erschaffen einer neuen Realität die rechte Gehirnhälfte und betreten die linke Seite, die materielle Ebene, die fünf Prozent der Kraft, die in unserem Bewusstsein zu Hause ist. Wir gehen ins **Tun** und erledigen alles, was getan werden muss, damit das Ziel erreicht werden kann. Und wenn wir dabei das Ziel nicht aus den Augen verlieren, nicht daran zweifeln und denken »Ach, das klappt ja doch nicht«, dann wird es wahr werden. Auf diese Weise erschaffen wir unser Glück, und Erfolg und Reichtum folgen ihm unweigerlich. Voraussetzung ist einfach nur, dass wir positiv denken, an den Erfolg glauben und uns mit der Vision, die wir haben, wohl fühlen. Ist das nicht der Fall, dann geht's bergab, wie in Abbildung 5 gezeigt. Und was dann?

Den Karren aus dem Dreck ziehen

Wie sieht die Welt nach oben beschriebenem Muster aus, wenn eine Situation nicht nach unserem Geschmack gestaltet ist – oder, um es ein wenig deftiger zu formulieren: Wenn sich ein Problem gebildet hat?

Ein Problem ist die Manifestation eines negativen Gedankens, genährt von Befürchtungen und Ängsten (zukunftsprojiziert) oder von der Meinung, dass es wieder einmal so kommen wird wie immer (vergangenheitsprojiziert). Das Problem kann also nur auf der körperlichen Ebene (linke Hirnhälfte) bestehen, denn wenn es sich erst in der Entwicklung befindet (rechte Hirnhälfte), dann sehen wir es ja noch nicht.

Daraus folgt: Ein Problem kann auf der materiellen Ebene NICHT gelöst werden. Wer es dennoch versucht, wird immense Kräfte aufwenden und nur wenig erreichen. Um ein Problem zu lösen, muss es auf geistiger Ebene erkannt werden, und dann kommt es zur Lösung.

Abbildung 6 zeigt die beiden Möglichkeiten, wie mit Problemen umgegangen werden kann.

Der negative Pfad – schlechtes Denken – führt unweigerlich nach unten. Ein Problem taucht zunächst einmal auf der geistigen Ebene als Störung auf, bevor es zum Problem wird. Noch ist diese Störung also rein geistiger Natur, und der Grund dafür ist unsere Bewertung der Situation. Wenn wir uns da hineinsteigern und nicht umdenken, wird es zum Problem, und erst dann! In der Regel wird dann nach einem Schuldigen gesucht.

Wird das Problem nicht gelöst, wird daraus ein Konflikt. Harte Arbeit ist nun notwendig, um hier eine Wende herbeizuführen, und wenn das nicht gelingt, folgt unweigerlich die Krise – und Hoffnungslosigkeit. Womöglich endet diese Hoffnungslosigkeit in der Zerstörung, z. B. im Selbstmord, in Krankheit, Krieg, Tod.

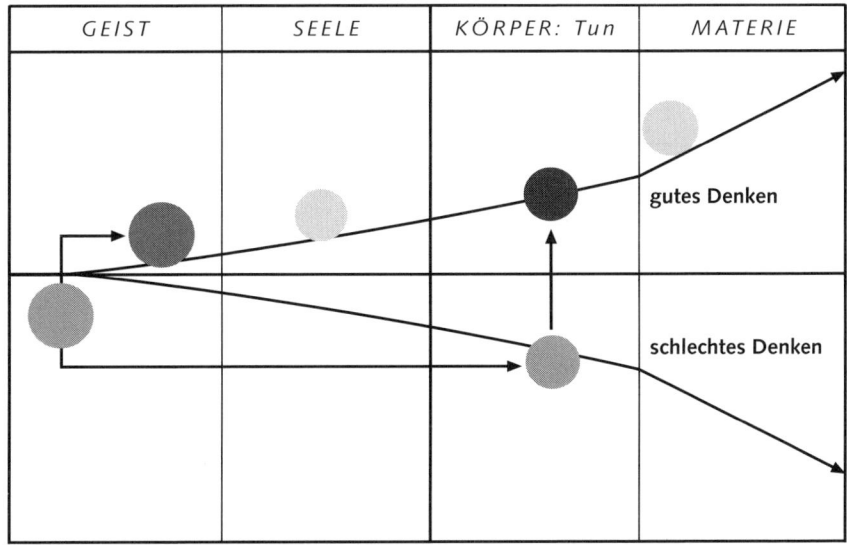

GEIST	SEELE	KÖRPER: Tun	MATERIE

gutes Denken

schlechtes Denken

Metaphysik; rechte Gehirnhälfte;
Unterbewusstsein (95 %)

Gestaltungsebene; linke Gehirnhälfte;
Wachbewusstsein (5 %)

Abbildung 6: Probleme

Wie auch immer, dieser Weg ist der Weg des Leidens. Gerne sehnen wir uns dann nach der alten Ordnung zurück, doch gerade die alte Ordnung ist es ja, die uns in die Krise gestürzt hat. Hier kann wirklich nur noch ein Umdenken helfen.

Der Königsweg ist ein anderer. Er entspringt dem Geist und führt nach oben.

Auch hier beginnt es mit einer Störung. Vielleicht nimmst du bereits jetzt die *Synergemo®-Card* zur Hand und behandelst diese Störung, indem du sie auflöst und gute Gefühle erzeugst und indem du dir dabei vorstellst, wie es anders (besser) sein könnte. Ist die Störung so gering, dass du die Notwendigkeit, mit der Karte zu arbeiten, nicht erkennst, kann aus ihr zwar immer noch ein Problem werden, aber dieses kann durch Umdenken nun endgültig ins Positive, in die

Auflösung gebracht werden. Das Prozedere ist das gleiche. Bearbeite das Problem mit der Karte, indem du sie zur Hand nimmst und schlechte Gedanken und Gefühle, die damit zusammenhängen, einfach umkehrst, bis du dich wohl fühlst. Da das alles noch auf geistiger Ebene stattfindet, kommt es nun nicht zum Konflikt und schon gar nicht mehr zur Krise, denn diese beiden finden wir nur auf der körperlichen Ebene. Es sind manifestierte Ängste, realisiert durch falsche Informationen, die wiederum durch schlechte Gedanken und Gefühle (geistige Ebene) ins Leben gerufen wurden.

Anstatt Schuldige zu suchen (1. Schritt), hart zu arbeiten (2. Schritt) und in Hoffnungslosigkeit zu enden (3. Schritt), nehmen wir auf dem Königsweg das Problem an (1. Schritt), wir werden uns bewusst, was wir aus der Sache lernen (2. Schritt), und finden zur Einfachheit, denn nun, da wir uns gut fühlen, fällt es uns leicht, zu verzeihen und zu danken (3. Schritt). Die Belohnung dafür ist nicht nur, dass es keine Krise geben wird, sondern auch, dass diese nicht von außen sowie im Außen mit Krankheit, Tod etc. aufgelöst werden muss. Hier bleiben wir Schöpfer unseres Lebens. Ist das nicht herrlich?

Willkommen im neuen, freudvollen Leben (Übungen)

Wie versprochen ist am Ende dieses Buches eine Hilfe abgedruckt, die es dir ganz bestimmt ermöglicht, dein Leben zu verändern. Durch sie und die *Synergemo®-Card* bekommt deine Realität neue Impulse und damit die Möglichkeit zur Richtungsänderung. Die Handhabung ist recht einfach und wird im Folgenden erklärt.

Anleitung zur Arbeit mit den Glücksformularen

Bitte nimm dir zunächst das Glücksformular 1 (s. Seite 146) vor. Hier findest du drei Tabellen (körperlich/materiell, seelisch/beruflich, geistig/Denkhaltung), die du bitte mit den drei bis sechs wichtigsten Stichworten ausfüllst. Was für dich wichtig ist, entscheidest du selbst. Was soll für DICH, und nur für dich, in der Tabelle stehen? Der Lebensstandard, die finanzielle Situation, Vitalität beim Körperlich-Materiellen? Und Liebe, Erfolg beim Seelisch-Beruflichen? Ordnung im Denken und beim Geistigen bzw. in der geistigen Haltung? Überlege dir, was für dich wichtig ist, und trage die Stichworte in die Tabellen ein. Anhaltspunkte, was es sein könnte, geben dir die Beispiele über der jeweiligen Tabelle.

Wenn du damit fertig bist, bewertest du die Stichworte so, wie du sie momentan erlebst, und zwar mit Noten von 1 (super) bis 5 (mies).

Aus der Schule kennst du bestimmt noch den Weg, die Durchschnittsnote zu ermitteln. Addiere also alle Noten zusammen, und dividiere sie durch die Anzahl der Stichworte. Trage den Durchschnittswert in die nächste zweizeilige Tabelle ein.

Die ermittelten Durchschnittswerte überträgst du nun auf das zweite Glücksformular (s. Seite 147), jenes mit dem »Feld meines erfolgreichen Weges«. Hier steht die erste Spalte für den Geist, die zweite für die Seele, und die Spalten 3 und 4 stehen für den Körper. Bitte trage nun die ermittelten Durchschnittswerte für den Geist in die erste Spalte ein. Hast du in diesem Bereich z. B. die Note 2,8 erreicht, dann darfst du frohlocken, denn damit bist du gerade so am unteren optimalen Bereich angesiedelt. Je besser die Note, desto besser für dich. Ab der Note 3 verläuft dein Leben gemäß der Definition für diese Note »befriedigend«, also nicht gerade berauschend. Da werden wir dann dran arbeiten. Zwar verläuft in dieser Grafik die X-Achse, also jene, auf der sich gut und schlecht trennen, bei 3,5, doch diese Einstufung ist dennoch nicht erstrebenswert, denn sie kommt einer Gratwanderung gleich, bei der man schnell in die eine (gute), aber auch in die andere Richtung (schlechte) rutschen kann.

Bitte trage nun auch die Durchschnittswerte Seele und Körper in das Glücksformular ein, und verbinde die drei Punkte. Damit bekommst du eine Kurve. Je tiefer diese in »Feld des erfolgreichen Weges« eindringt, desto zufriedener ist deine momentane Situation.

Nun arbeiten wir mit dem Ergebnis, und zwar wie folgt:
Bitte nimm dir das Glücksformular 3 (s. Seite 148) zur Hand. Hier wirst du feststellen, dass nur noch die »seelisch-berufliche« Sparte vorhanden ist. Suche bitte auf Glücksformular 1 nach dem positivsten Begriff, und trage ihn unter Punkt 1 (»Mein positivster Begriff lautet«) ein.

Schließe nun die Augen, gehe in dich und stelle dich darauf ein, die vorherrschenden Gedanken zu diesem Begriff einzufangen. Beobachte gleichzeitig, welche Gefühle mit den Gedanken einhergehen, und notiere alles in der Tabelle zu 1. Hintergrund dieser Übung ist, dass positive Gefühle die positiven Eigenschaften und die persönliche Situation verstärken.

Trage nun den negativsten Begriff aus Glücksformular 1 unter Punkt 2 (»Mein negativster Begriff lautet«) ein.

Überlege genau: Wie kannst du das mit diesem Begriff assoziierte Problem in einem kurzen, knackigen Satz darstellen?

Beispiel: Der Begriff heißt »Lieblosigkeit«. Dann könnte der Satz lauten: »Keiner liebt mich«, oder »Ich werde nicht geliebt.«

Beispiel 2: Der Begriff heißt »finanzielle Probleme«. Dann könntest du daraus formen: »Ich bin pleite.«

Schließe wieder die Augen, und erfasse die vorherrschenden Gedanken zu diesem Satz nebst den damit verbundenen Gefühlen. Notiere alles in der entsprechenden Tabelle.

Nun wird es schön.

Nimm die *Synergemo®-Card* zur Hand, und begib dich in die Gedanken und Gefühle der letzten Übung. Denke an den ermittelten Satz, und stelle dir entsprechende Bilder aus deiner Situation vor. Arbeite so lange mit der Karte, bis die Gedanken und Gefühle verschwinden und der Satz keine Kraft mehr hat. Vielleicht kannst du ihn gar nicht mehr denken. Mach weiter, bis eine Leere entsteht und anschließend Glücksgefühle aufkommen.

Das ist alles. Du solltest diese Übung aber täglich so lange durchführen, bis du die Veränderung wahrnimmst, möglichst für 21 Tage, denn so lange dauert es, den Zellstoffwechsel und das Unterbewusstsein umzuprogrammieren.
Möglicherweise kannst du schon am zweiten Tag nicht mehr so stark in die Negativität gehen, und am fünften Tag ist das Problem verschwunden. Sei dir aber sicher, dass du mit dem Ergebnis zufrieden bist, wenn du dich entschließen solltest, KEINE 21 Tage dranzubleiben.
Ändert sich bereits deine Realität? Sind die Menschen freundlicher, wenn du vorher an Lieblosigkeit gelitten hast, oder verschwinden die finanziellen Probleme?

Nach vier Wochen solltest du die neuen Werte ermitteln und ins Glücksformular 2 einzeichnen. Wie hat sich deine Kurve verändert?

Wenn du dich nur noch im Bereich des »erfolgreichen Weges« bewegst, dann bist du einem neuen, wunderschönen Leben ganz nahe.

Das Leben ist schön!!!

Hier noch einmal die Vorgehensweise in Kürze:

1. Alle drei Tabellen auf Glücksformular 1 mit den wichtigsten Stichworten füllen. Beispiele dazu werden jeweils über den Tabellen angegeben. Nun diese Stichworte bewerten mit Zahlen von 1 (super) bis 5 (mies).

2. Die Bewertungen werden addiert und durch die Anzahl der Stichworte geteilt, so dass der Durchschnitt ermittelt wird. Dieser Durchschnitt wird notiert.

3. Die ermittelten Durchschnittswerte werden nun auf dem Glücksformular 2 (der Grafik mit dem grauen Feld) als Punkte eingetragen und miteinander verbunden, so dass eine Kurve entsteht. Punkte, die außerhalb des grauen Feldes liegen, sind als destruktiv zu betrachten. Punkte ab dem unteren Drittel von Feld drei (Kurve zeigt nach unten) sind zerstörerisch.

4. Der positivste Begriff wird nun in Glücksformular 3 Nummer 1 eingetragen. Nun die Augen schließen und

---

den Begriff ins Bewusstsein holen. Alle Gedanken, die dabei auftreten, wahrnehmen und die positiven Gefühle dazu auch. Alles ins Formblatt eintragen.

5. Nun wird der negativste Begriff in Nummer 2 eingetragen.

6. In Nummer 3 wird daraus ein kurzer Satz gebildet. Lautet der negativste Begriff z. B. »Partnerschaft«, dann könnte der Satz lauten: »Ich habe keine erfüllende Partnerschaft.«

7. In den Begriff gehen und alle Gedanken dazu erfassen, mitsamt den Gefühlen, die durch die Gedanken ausgelöst werden.

8. Nun wird mit der Synergemo®-Card gearbeitet, bis der Satz aus 6 samt negativer Gedanken, Gefühle und Bilder verschwindet. Am besten wird dies 21 Tage lang durchgeführt, denn dann sind das Unterbewusstsein und der Zellstoffwechsel umprogrammiert.

Viel Erfolg beim Kreieren eines neuen, erfüllten und glücklichen Lebens wünscht

Dietmar Schenk

Glücksformular 1

Meine aktuelle Situation in Stichworten

Name: _____   Datum: _____

1) KÖRPERLICH / MATERIELL: mein Lebensstandard, Erfolg, Glück, Finanzielles, Vitalität u.a.

	Stichwort	Bewertung 1-5
1		
2		
3		
...		

Ergebnis (Summe der Bewertungen / Anzahl der Stichworte):

MIT MEINER SITUATION BIN ICH ...

unzufrieden		neutral		hoch zufrieden
5	4	3	2	1

2) SEELISCH / BERUFLICH: Selbstbewusstsein, Unabhängigkeit, Selbstvertrauen, meine Aufgaben entsprechen meinen Gaben, Persönlichkeitsentfaltung, Liebe, erfüllte Partnerschaft, seelische Kraft u.a.

	Stichwort	Bewertung 1-5
1		
2		
3		
...		

Ergebnis (Summe der Bewertungen / Anzahl der Stichworte):

MIT MEINER SITUATION BIN ICH ...

unzufrieden		neutral		hoch zufrieden
5	4	3	2	1

3) GEISTIG / DENKHALTUNG: Klarheit in wichtigen Sinnfragen (z.B. Sinn meines Tuns), das Leben meiner persönlichen Werte, meine Begeisterung, meine Zukunftsaussichten, Ordnung in meinem Denken u.a.

	Stichwort	Bewertung 1-5
1		
2		
3		
...		

Ergebnis (Summe der Bewertungen / Anzahl der Stichworte):

MIT MEINER SITUATION BIN ICH ...

unzufrieden		neutral		hoch zufrieden
5	4	3	2	1

Glücksformular 2

Meine persönliche Situation heute

Name: _____   Datum: _____

GEIST	SEELE	KÖRPER	MATERIE
bildhaftes Denken	Fühlen	Handeln	Realität
Gedanken	Energie	Bewegen	Materie
Richten der Gedanken	Potentiale	Gewinn	Substanz
Werte, Sinn, Visionen, Ordnung im Denken	Verhalten, Strategie, Motivation, Synergie	Tun, Realisieren, organisierte Abläufe	Analyse, Feststellen

1 (+)	Feld meines erfolgreichen Weges		
2			Existenz Sicherung
3			Wirkrichtung
4			
5 (-)			
geistig / Denkhaltung Klarheit in wichtigen Sinnfragen, Ordnung in meinem Denken ...	seelisch / beruflich berufliche Herausforderung, Persönlichkeitsentfaltung	körperlich Vitalität, Gesundheit	materiell Lebensstandard, Erfolg

147

Glücksformular 3

Bearbeitung der Themen zu Glücksformular 1

Name: _____ Datum: _____ Werte vom: _____

SEELISCH / BERUFLICH – MEIN DURCHSCHNITT:

1. Mein positivster Begriff lautet: _____

Meine Gedanken dazu:	Meine Gefühle zu diesen Gedanken:
...	

2. Mein negativster Begriff lautet: _____

3. Mit diesem Begriff verbinde ich folgendes Problem am stärksten:
   (Mit dem Begriff aus 2. einen kurzen prägnanten Satz bilden, z.B. Ich werde nicht geliebt!)

   _____

Meine Gedanken dazu:	Meine Gefühle zu diesen Gedanken:
...	

4. Das Lösen des Problems – die neue Realität wird nun erschaffen. Dazu nehme ich mir die Synergemo®-Card zur Hand und begebe mich in den negativen Satz samt Gedanken, Bildern und Gefühlen. Ich arbeite mit der Karte so lange, bis alles verschwunden ist, bis Bilder der neuen Situation und Glücksgefühle auftauchen. Dieses Erschaffen meines neuen, glücklichen Lebens halte ich 21 Tage lang durch – ohne Unterbrechung, denn sonst müsste ich wieder von vorne beginnen.

Ein letztes Wort

Wie bereits in der Einleitung erwähnt, liegt diesem Buch eine exklusive Synergemo®-Card bei. Sie ist das Produkt der Kooperation des Panta-Rhei-Instituts mit dem Silberschnur Verlag; sie ist wie eine Visitenkarte gestaltet und zeichnet dich als Anwender des Quantencodes aus. Die niedrigeren Produktionskosten dieser Karte gestatten es einer breiten Masse von Menschen, das Buch PLUS eine Synergemo®-Card zu erwerben, um sich mit dieser einzigartigen Materie vertraut zu machen. Dazu eignet sich die dir nun vorliegende Karte hervorragend. In der Einleitung steht bereits zu lesen, dass ich mir selbst eine Karte aus Pappe gebastelt hatte, um Synergemo ausprobieren zu können, und es hatte funktioniert. Es kommt nicht auf das Material oder die Ausstattung an, sondern einzig und allein auf die Programmierung im Quantenfeld.

Seit meiner selbst gebastelten Testkarte ist viel passiert. Die Originalkarte hat – wie in Kapitel vier beschrieben – einen Magnetstreifen auf der Rückseite. Dieser Magnetstreifen stellt weitere wichtige Features zur Verfügung, die die limitierte Karte noch nicht hat.

Wo du die Original-Karte mit allen Features bestellen kannst, erfährst du am Ende des Buches.

Der Silberschnur Verlag und das Panta-Rhei-Institut haben mit diesem Buch und der Synergemo®-Card eine Kooperation ins Leben gerufen, die es sich zum Ziel gemacht hat, das universelle Gesetz des

Vierpols zu verbreiten. Dieses Gesetz ist so alt wie das Universum, und wie du jetzt weißt, kann sich nichts und niemand seinem Einfluss entziehen. Sehr wohl aber können wir uns gegen diese wohlwollenden Energien wehren, sie verbiegen, uns gegen sie verschließen und uns damit unser Leben vergällen. Silberschnur und Panta-Rhei haben erkannt, was sich mit einem korrekten Vierpol für Möglichkeiten eröffnen: Das Leben kann endlich in geordneten Bahnen verlaufen, und Heilung ist möglich.

Herzlichen Dank,
Dietmar Schenk

Über den Autor

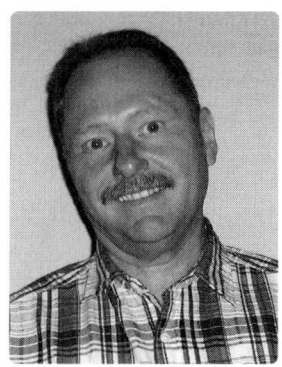

Dietmar Schenk, Jahrgang 1955, veröffentlichte bereits als Video-Ingenieur fünf Bücher, wovon drei dem technischen Sachbuchbereich zuzuordnen sind. Ein viertes Buch, das Fröhliche Wörterbuch KAMPFSPORT (TOMUS Verlag), hielt sich mit sieben Auflagen 17 Jahre lang auf dem Markt und lief erst 2008 aus.

Seit 1996 ist er heilerisch tätig, und nach diversen Ausbildungen in den verschiedensten energetischen Bereichen entwickelte er 2008 eine in seinem Buch *Der Neuzeit-Schamane* (Silberschnur 2009) beschriebene neue Heilweise. Inzwischen hat sich sein Betätigungsfeld auch auf die Quantenphysik ausgedehnt. Hier entstand die Synergemo®-Methode, mit der sich schlechte Gedanken, Gefühle und sogar Schmerzen entfernen lassen. Die diesem Buch beiliegende Synergemo®-Card gestattet zudem einen direkten Zugang zum universellen Feld, um negative Zustände einfach und effektiv aufzulösen.

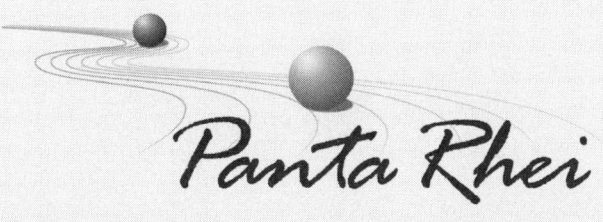

Panta Rhei

Wer von der um einige Features erweiterten Original-Karte profitieren möchte, kann sie zum Preis von 44,95 € (statt 49,95 €) beim Panta-Rhei-Institut bestellen.

Über die Adresse **http://quanten-blog.de** kommst du zum Online-Shop des Instituts, wo es auch noch andere interessante Sachen zu entdecken gibt.

Fragen beantworten wir per E-Mail an die Adresse:

info@pantarhei-institut.eu

Weitere Informationen finden Sie unter:

www.pantarhei-institut.eu
quanten-blog.de

Weiterführende Informationen zu
Büchern, Autoren und den Aktivitäten
des Silberschnur Verlages erhalten Sie unter:
www.silberschnur.de

Sie können uns alternativ
die beiliegende *Postkarte* zusenden.

Ihr Interesse wird belohnt!

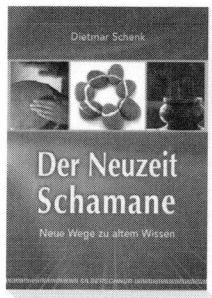

160 Seiten, broschiert,
mit Abbildungen
ISBN 978-3-89845-261-8
€ [D] 12,90

Dietmar Schenk

Der Neuzeit-Schamane

Neue Wege zu altem Wissen

Schamanismus, das klingt nach magisch-ekstatischen Ritualen und fremden Kulturen. Doch auch hier gibt es »Neuzeit-Schamanen«. Diese decken Ursachen auf und bieten Lösungen. Anhand von vielen praxisnahen Beispielen erfahren Sie:

• Warum diese Technik bei jedem funktioniert
• Welches Werkzeug der heutige Schamane benutzt
• Wie Sie Energieblockaden erfolgreich behandeln können
• Wie wir und die Erde gesünder werden

Nutzen Sie die Kraft des alten Wissens, um »Neuzeitwege« einzuschlagen!

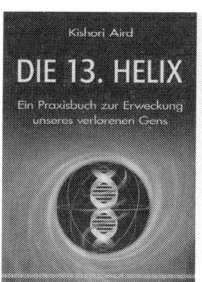

328 Seiten, broschiert
ISBN 978-3-89845-290-8
€ [D] 18,90

Kishori Aird

Die 13. Helix

Ein Praxisbuch zur Erweckung unseres verlorenen Gens

Wenn Sie bisher geglaubt haben, die Möglichkeit, den genetischen Code zu beeinflussen, wäre allein der Wissenschaft vorbehalten, dann irren Sie sich:

Wussten Sie, dass

• die DNA über ein schwingendes, elektromagnetisches Feld verfügt, das auf unsere Gedanken und Gefühle reagiert?
• die DNA nicht nur zwei, sondern vielmehr 13 Stränge aufweist, die alle aktiviert und genutzt werden können?

Sie lernen, wie Sie selbst Ihren genetischen Code so verändern können, dass Sie lang ersehnte Ziele wie Gesundheit, Jugendlichkeit, innere Balance oder auch Selbstvertrauen mühelos erreichen.

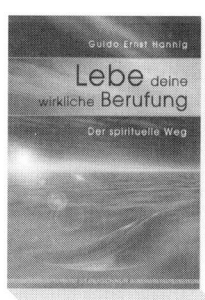

192 Seiten, broschiert
ISBN 978-3-89845-294-6
€ [D] 12,90

Guido Ernst Hannig

Lebe deine wirkliche Berufung

Der spirituelle Weg

Spirituelles Berufscoaching ist der Schlüssel, um zur wahren Berufung zu finden. Doch zu einem erfüllenden Arbeitsleben gehört neben der Entdeckung auch die Umsetzung der Berufung.

Das Kernanliegen dieses Buches liegt in den Antworten auf folgende Fragen:

• Was möchten Sie in Ihrem Leben verwirklichen?
• Sind Ihre Visionen klar genug, um sie in Ihr Leben zu bringen?
• Sind Sie bereit, auf die Kräfte im Universum zu vertrauen?

Dieser spirituelle Berufscoach illustriert anhand von realen Coachingfällen, wie man lernt, seine beruflichen Wünsche zu entdecken. Das anvisierte Ziel ist die Verwirklichung unserer Träume und ein erfüllteres Leben.

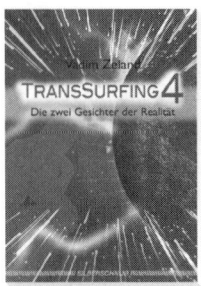

192 Seiten, broschiert
ISBN 978-3-89845-285-4
€ [D] 14,90

Vadim Zeland
Transsurfing 4
Die zwei Gesichter der Realität

In unserem Leben nehmen die Dinge meist einfach ihren Lauf. Aber aus dieser scheinbar aussichtslosen Lage gibt es einen Ausweg: Die zwei Gesichter der Realität.

In diesem Sinne gleicht die Welt tatsächlich einem gigantischen dualen Spiegel. Auf dessen einer Seite befindet sich das materielle Universum, und zu dessen anderer Seite erstreckt sich der metaphysische Variantenraum. Dort ist alles aufgezeichnet, was war, was ist und was sein wird; von dort kommen zu uns Träume, Hellsicht, intuitives Wissen und Erleuchtung. Vom Spiegel bezaubert halten wir allerdings das Spiegelbild für Realität.

Doch wir brauchen in unserem Spiegeltraum nur aufzuwachen, und ringsum wird sich Unglaubliches ereignen ...

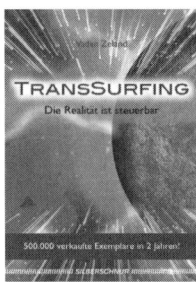

232 Seiten, broschiert
ISBN 978-3-89845-154-3
€ [D] 14,90

Vadim Zeland
Transsurfing
Realität ist steuerbar

Dieses Buch löste in Russland eine wahre Revolution aus. Die Realität ist steuerbar! Wir alle glauben, wir seien abhängig von den äußeren Umständen – dabei ist es genau umgekehrt! Ihre innere Wirklichkeit kreiert die äußere Realität. So erfüllen sich Wünsche, Träume verwirklichen sich ...

Transsurfing ist eine mächtige Technologie zur Realitätssteuerung. Alle, die sich mit Transsurfing beschäftigen, erleben eine Überraschung, die an Begeisterung grenzt. Die Umgebung eines Transsurfers verändert sich beinahe augenblicklich auf eine unbegreifbare Weise.

Das hat nichts mit Mystik zu tun. Das ist real.

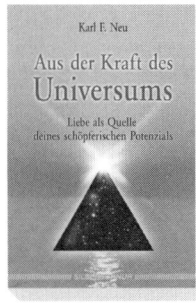

168 Seiten, broschiert,
mit Klappe
ISBN 978-3-89845-282-3
€ [D] 11,90

Karl F. Neu
Aus der Kraft des Universums
Liebe als Quelle deines schöpferischen Potenzials

Liebe ist die universale Kraft des Göttlichen, und wer sie in seinem Herzen auf Dauer verankert, erfährt ein neues, friedvolles und beglückendes Leben.

Das Buch zeigt uns den Zugang zu dieser Urliebe. Wer diese Ebenen betritt, erkennt nicht nur, welche Strukturen diese Welt lenken, sondern knüpft auch an die Seelenindividualität an.

Karl F. Neu bietet hier 21 magische Wege nach innen, in die Fülle des Herzens, zum eigenen Wesenskern, um wahrhaft erfüllt zu leben ...

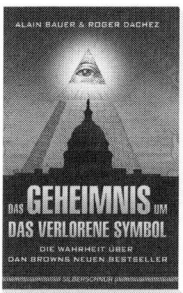

208 Seiten, broschiert,
mit Klappe
ISBN 978-3-89845-299-1
€ [D] 14,90

Alain Bauer & Roger Dachez

Das Geheimnis um »Das verlorene Symbol«

Die Wahrheit über Dan Browns neuen Bestseller

Die Intrige des neuen Romans von Bestsellerautor Dan Brown spielt in Washington, das in seiner Stadtplanung durchdrungen ist von freimaurerischen Symbolen, und allein deren Entschlüsselung führt zur Lösung ...

Nur Experten auf dem Gebiet der Freimaurerei und der Kriminalistik sind in der Lage, die Symbole zu decodieren – um so die hinter der vordergründigen Geschichte verborgenen Inhalte ans Tageslicht zu bringen, die »Das verlorene Symbol« so einmalig machen.

Lassen Sie sich ein auf eine spannende Reise, begleitet von zwei ausgewiesenen Spezialisten.

Eine absolut notwendige Ergänzung zu Dan Browns neuem Bestseller!

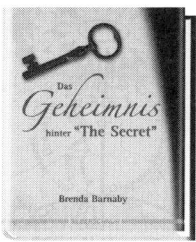

184 Seiten, gebunden
ISBN 978-3-89845-242-7
€ [D] 17,90

Brenda Barnaby

Das Geheimnis hinter »The Secret«

Alle Geheimschlüssel der populären Botschaft, die Rhonda Byrne in ihrem Werk »The Secret – Das Geheimnis« verkündet, werden hier enthüllt, um jedem von uns den Zugang zu seinem eigenen Weg zu ermöglichen. Daneben enthält dieses Werk eine Sammlung von Tipps und Methoden zur Persönlichkeitsentwicklung, die von den bedeutendsten Experten unserer Zeit auf dem Gebiet des positiven Denkens stammen. Sie halten hiermit zweifelsohne ein Buch von unschätzbarem Wert in Händen, das Ihren Alltag verändern kann, wenn Sie bereit sind für ein Leben voller Erfolg, Wohlstand, Gesundheit und Harmonie.

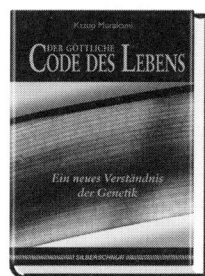

152 Seiten, gebunden
ISBN 978-3-89845-226-7
€ [D] 14,90

Kazuo Murakami

Der göttliche Code des Lebens

Ein neues Verständnis der Genetik

Dieses in viele Sprachen übersetzte Buch ist einer der besten Beiträge zum Thema der Interaktion zwischen Genen, Umwelt und Bewusstsein.

Glück, Freude, Inspiration oder Dankbarkeit können nützliche Gene aktivieren – das ist das Ergebnis der Forschungen des japanischen Biowissenschaftlers Murakami, der so der weit verbreiteten These, das Schicksal sei bereits im Genom festgelegt, eine deutliche Absage erteilt.